华西医学大系

解读"华西现象"

讲述华西故事

展示华西成果

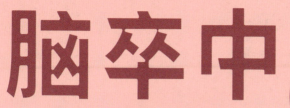

STROKE

PREVENTION AND MANAGEMENT OF WOMEN'S WHOLE LIFE CYCLE

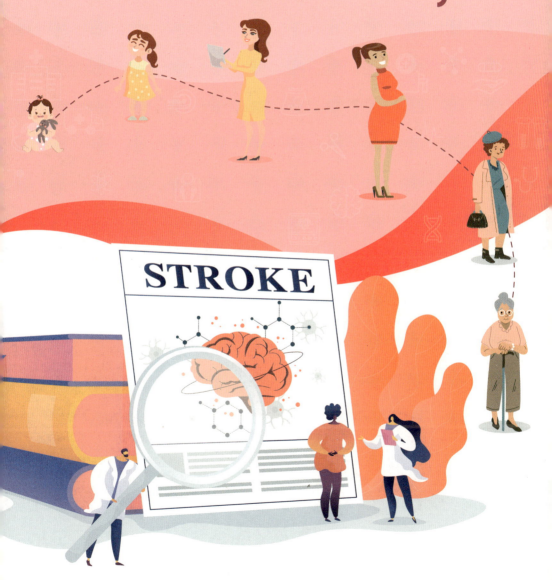

脑卒中：女性全生命周期的预防与管理

NAOCUZHONG: NÜXING QUAN SHENGMING ZHOUQI DE YUFANG YU GUANLI

主编　杨蓉　蒋艳　赵俐红
副主编　周沐科　李铭　李其富　郭娜

四川科学技术出版社
·成都·

图书在版编目（CIP）数据

脑卒中：女性全生命周期的预防与管理 / 杨蓉，蒋
艳，赵俐红主编 . -- 成都：四川科学技术出版社，
2024. 12. -- (华西医学大系). -- ISBN 978-7-5727
-1659-1

Ⅰ . R743

中国国家版本馆 CIP 数据核字第 2025XK8687 号

脑卒中：女性全生命周期的预防与管理

| 主　　编 | 杨　蓉　蒋　艳　赵俐红 |
| 副 主 编 | 周沐科　李　铭　李其富　郭　娜 |

出 品 人	程佳月
责任编辑	税萌成
助理编辑	翟博洋
封面设计	经典记忆
责任出版	欧晓春
出版发行	四川科学技术出版社
地　　址	四川省成都市锦江区三色路238号新华之星A座
	传真：028-86361756　邮政编码：610023
成品尺寸	156mm×236mm
印　　张	13.25　字　数　260 千
印　　刷	成都市金雅迪彩色印刷有限公司
版　　次	2024 年 12 月第 1 版
印　　次	2024 年 12 月第 1 次印刷
定　　价	58.00元

ISBN 978-7-5727-1659-1

本书编委会

主　编　杨　蓉　蒋　艳　赵俐红
副主编　周沐科　四川大学华西医院
　　　　李　铭　四川大学华西医院
　　　　李其富　海南医学院第一附属医院
　　　　郭　娜　四川大学华西第二医院
编　委（以姓氏笔画为序）
　　　　马雪萍　四川大学华西医院
　　　　王金垚　四川大学华西医院
　　　　文　谦　四川大学华西医院
　　　　邓　靖　海南医学院第一附属医院
　　　　邓志强　四川大学华西医院
　　　　石雨桐　川北医学院
　　　　龙展艺　四川大学华西护理学院
　　　　曲海波　四川大学华西第二医院
　　　　朱俞彤　四川大学华西医院
　　　　李叶玲　四川大学华西医院
　　　　李宏丹　四川大学华西医院
　　　　李怡坚　四川大学华西医院
　　　　李宝金　四川大学华西医院
　　　　李思琴　四川大学华西医院
　　　　李银萍　四川大学华西医院
　　　　李锐韬　四川大学华西医院
　　　　杨秋婷　四川大学华西护理学院
　　　　吴晓妍　四川大学华西医院
　　　　汪　莉　四川大学华西医院
　　　　张　露　四川大学华西医院
　　　　张伶姝　四川大学华西医院
　　　　张雨薇　四川大学华西医院
　　　　张盟若　四川大学华西医院
　　　　陈宇绮　四川大学华西第二医院
　　　　陈爱迪　四川大学华西医院
　　　　胡琳雪　四川大学华西医院
　　　　袁正洲　西南医科大学附属医院
　　　　袁平乔　贵州医科大学附属医院
　　　　涂双燕　四川大学华西医院
　　　　彭章艳　四川大学华西第四医院
　　　　敬　茜　四川大学华西医院
　　　　蒋艾豆　四川大学华西医院
　　　　曾玉萍　四川大学华西医院
秘　书　敬　茜　四川大学华西医院

《华西医学大系》总序

由四川大学华西临床医学院/华西医院（简称"华西"）与新华文轩出版传媒股份有限公司（简称"新华文轩"）共同策划、精心打造的《华西医学大系》陆续与读者见面了，这是双方强强联合，共同助力健康中国战略、推动文化大繁荣的重要举措。

百年华西，历经120多年的历史与沉淀，华西人在每一个历史时期均辛勤耕耘，全力奉献。改革开放以来，华西励精图治、奋进创新，坚守"关怀、服务"的理念，遵循"厚德精业、求实创新"的院训，为践行中国特色卫生与健康发展道路，全心全意为人民健康服务做出了积极努力和应有贡献，华西也由此成为了全国一流、世界知名的医（学）院。如何继续传承百年华西文化，如何最大化发挥华西优质医疗资源辐射作用？这是处在新时代站位的华西需要积极思考和探索的问题。

新华文轩，作为我国首家"A+H"出版传媒企业、中国出版发行业排头兵，一直都以传承弘扬中华文明、引领产业发展为使命，以坚持导向、服务人民为己任。进入新时代后，新华文轩提出了坚持精准出版、精细出版、精品出版的"三精"出版发展思路，全心全意为推动我国文化发展与繁荣做出了积极努力和应有贡献。如何充分发挥新华文轩的出版和渠道优势，不断满足人民日益增长的美好生活需要？这是新华文轩一直以来积极思考和探索的问题。

基于上述思考，四川大学华西临床医学院/华西医院与新华文轩出版传媒股份有限公司于2018年4月18日共同签署了战略合作协议，启动了《华西医学大系》出版项目并将其作为双方战略合作的重要方面和旗舰项目，共同向承担《华西医学大系》出版工作的四川科学技术出版社授予了"华西医学出版中心"铭牌。

人民健康是民族昌盛和国家富强的重要标志，没有全民健康，就没有全面小康，医疗卫生服务直接关系人民身体健康。医学出版是医药卫生事业发展的重要组成部分，不断总结医学经验，向学界、社会推广医学成果，普及医学知识，对我国医疗水平的整体提高、对国民健康素养的整体提升均具有重要的推动作用。华西与新华文轩作为国内有影响力的大型医学健康机构与大型文化传媒企业，深入贯彻落实健康中国战略、文化强国战略，积极开展跨界合作，联合打造《华西医学大系》，展示了双方共同助力健康中国战略的开阔视野、务实精神和坚定信心。

华西之所以能够成就中国医学界的"华西现象"，既在于党政同心、齐抓共管，又在于华西始终注重临床、教学、科研、管理这四个方面协调发展、齐头并进。教学是基础，科研是动力，医疗是中心，管理是保障，四者有机结合，使华西人才辈出，临床医疗水平不断提高，科研水平不断提升，管理方法不断创新，核心竞争力不断增强。

《华西医学大系》将全面系统深入展示华西医院在学术研究、临床诊疗、人才建设、管理创新、科学普及、社会贡献等方面的发展成就；是华西医院长期积累的医学知识产权与保护的重大项目，是华西医院品牌建设、文化建设的重大项目，也是讲好"华西故事"、展示"华西人"风采、弘扬"华西精神"的重大项目。

《华西医学大系》主要包括以下子系列。

①《学术精品系列》：总结华西医（学）院取得的学术成果，学术影响力强。②《临床实用技术系列》：主要介绍临床各方面的适宜技术、新

技术等，针对性、指导性强。③《医学科普系列》：聚焦百姓最关心的、最迫切需要的医学科普知识，以百姓喜闻乐见的方式呈现。④《医院管理创新系列》：展示华西医（学）院管理改革创新的系列成果，体现华西"厚德精业、求实创新"的院训，探索华西医院管理创新成果的产权保护，推广华西优秀的管理理念。⑤《精准医疗扶贫系列》：包括华西特色智力扶贫的相关内容，旨在提高贫困地区基层医院的临床诊疗水平。⑥《名医名家系列》：展示华西人的医学成就、贡献和风采，弘扬华西精神。⑦《百年华西系列》：聚焦百年华西历史，书写百年华西故事。

我们将以精益求精的精神和持之以恒的毅力精心打造《华西医学大系》，将华西的医学成果转化为出版成果，向西部、全国乃至海外传播，提升我国医疗资源均衡化水平，造福更多的患者，推动我国全民健康事业向更高的层次迈进。

《华西医学大系》编委会

2018年7月

序　言

脑卒中（又称卒中）是危害人类健康的重大疾病，不仅是临床医学研究的重点，更是公众健康教育的焦点。虽然70%的脑卒中可防可治，但是国民健康素养的提升赶不上卒中发病率的上升速度，不少患者到医院时已经出现了严重的卒中症状。女性患者脑卒中的发病率远高于男性，对于女性群体来说，脑卒中因其独特的发病机制和影响因素，显得更为复杂和多变。在此背景下，《脑卒中：女性全生命周期的预防与管理》一书应运而生，为临床医护人员和卒中患者及家属提供了专业的指导和参考。

这本书的编者大部分是在一线工作的护士。她们身处医疗前沿，每天与病魔抗争，为患者的生命健康拼搏。她们的工作繁重且充满挑战，不仅要应对夜班的劳累、患者的需求，还要兼顾家庭的责任。但即便如此，她们仍毅然决然地投入到这本书的编写中，付出了艰辛的努力。

在书中编者们充分发挥自己的专业优势，详细介绍了女性生命周期各个环节脑卒中的发病机制及预防措施。从青春年少到耄耋之年，每一个阶段都有其特定的风险和挑战，而这本书正是我们应对这些挑战的得力助手。同时，本书编者还结合自己丰富的临床经验，深入阐述了女性脑卒中的康复和护理知识，这无疑将为患者和家属提供极大的帮助。

值得一提的是，这本书还对儿童脑卒中的发病及诊治进行了全面而深入地介绍。儿童是未来的希望，他们的健康关系到整个社会的未来。因此，对儿童脑卒中的关注和研究具有深远意义。

　　《脑卒中：女性全生命周期的预防与管理》不仅是一本医学书籍，更是一本充满爱心和责任感的作品。它凝聚了一线护士们的汗水和智慧，体现了她们对医疗事业的热爱和对患者的深沉关怀。我相信，这本书将成为脑卒中领域的一本经典之作，为无数人的健康保驾护航。

　　在此，我要向所有参与这本书编写的编者表示最诚挚的感谢和崇高的敬意。你们不仅是白衣天使，更是生命的守护者。愿你们的付出和努力能够换来更多人的健康和幸福。

缪中荣　教授

2024年10月5日

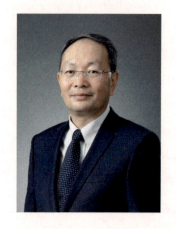

缪中荣：教授、主任医师、博士生导师

　　首都医科大学附属北京天坛医院神经病学中心首席专家，主要从事缺血性脑血管病介入治疗

　　社会任职：国家神经系统疾病医疗质量控制中心神经介入专业工作组组长，中国卒中学会神经介入分会主任委员，中国老年保健医学研究会慢性病防治管理分会主任委员

　　在*The Lancet*、*The New England Journal of Medicine*、*The Journal of the American Medical Association*等杂志以第一作者或通讯作者发表学术论著300余篇，累计影响因子630分。其撰写的科普读物《漫画脑卒中》获得第四届中国科普作家协会优秀科普作品奖（图书类）金奖，并被国家新闻出版广电总局（现为国家广播电视总局）和全国老龄工作委员会办公室推荐为2016年度"最佳图书"。

编者言

　　脑卒中是中国乃至全球的主要死亡原因之一，具有高死亡率、高致残率的特点。相较于男性，女性因独特的生理周期（包括妊娠、围绝经期等）和激素变化，脑卒中的发病机制及预后均呈现显著差异。研究表明，女性的终生脑卒中风险高于男性，脑卒中已成为影响中国女性生存的主要疾病之一。随着老龄人口的增加，脑卒中幸存者数量预计将显著增长，尤其是老年女性群体。脑卒中对女性健康的威胁尤为严峻，同时也给社会和家庭带来了沉重的经济负担。因此，亟须制订专门针对女性的脑卒中防治措施。

　　《中国妇女发展纲要（2021—2030年）》强调，妇女是人类文明的开创者、社会进步的推动者，是全面建设社会主义现代化国家的重要力量。纲要明确提出了普及健康知识，提高妇女健康素养水平；建立完善妇女全生命周期健康管理模式的目标与措施。在此政策导向下，为贯彻落实纲要要求，四川大学华西医院联合多家权威医疗机构，包括四川大学华西第二医院/华西妇产儿童医院、四川大学华西第四医院、海南医学院第一附属医院、西南医科大学附属医院、贵州医科大学附属医院等，组织神经病学、心血管病学、内分泌代谢病学、影像医学、风湿免疫病学、妇产科学、整形外科学、神经重症医学、中西医结合学科、康复医学及临床药学等多学科领域的医护团队，共同完成了本书的编写。基于此，通过跨机构、多学科的协作，本书聚焦于女性从儿童期、青春期、生育期、围产期、绝经过渡期到绝经后期等不同生理阶段的脑卒中预防需求，旨在提高女性健康素养水平，为女性健康提供针对性的指导和支持。

本书以"全生命周期"为主线，分为七大章节，系统覆盖女性各生理阶段的脑卒中防治核心问题。书中不仅对生命周期进行分阶段解析，还融合了多学科的实践指南，同时注重人文关怀与社会支持。我们呼吁：临床工作者应重视女性生理的特殊性，制订针对性的预防和治疗方案；社会公众应关注家庭健康管理，共同为女性健康保驾护航。

本书是学术研究与临床实践相结合的成果，也是落实《"健康中国2030"规划纲要》的具体行动。我们期望通过全生命周期的视角，对脑卒中进行系统管理，为降低女性脑卒中的负担、促进女性健康贡献一份力量。

谨以此书，献给所有为女性健康砥砺前行的医务工作者，以及每一位珍视生命的女性。

本书如有不足之处，恳请读者朋友们批评指正。

本书的编写得到了四川省科技厅的大力支持，在此表示衷心的感谢。

本书编委会

2024年12月

目　录

第一章

认识缺血性脑卒中

 B难平衡 ALANCE

 E看不清 YES

 F脸不正 ACE

 A臂不平 RMS

 S语不灵 PEECH

 T立即呼叫救护车 IME

一、什么是缺血性脑卒中

缺血性脑卒中（ischemic stroke，IS），又称脑梗死，是指因脑局部供血障碍（脑的供血动脉狭窄或闭塞，多由血栓引起）导致脑组织缺血、缺氧，引起脑组织坏死、软化的综合征，临床上主要表现为突发局灶性或弥散性的神经功能缺损，并引起相应的临床症状或体征，如口角歪斜、口齿不清、突发的一侧肢体麻木、视觉改变、平衡丧失、意识模糊以及记忆缺失等。急性缺血性脑卒中（acute ischemic stroke，AIS），是最常见的脑卒中类型，占我国脑卒中的 69.6% ~ 70.8%，本书内容主要围绕 IS 展开阐述。脑卒中急性期的时间划分尚不统一，一般指发病后 2 周内，轻型 1 周内，重型 1 个月内。血栓可形成于颅内，也可来源于身体其他部位，颅外的血栓通常来自颈部，也可来自心脏，当出现心律不规则，即发生心房颤动（房颤）时易产生血栓，从心脏脱落的血栓顺着主动脉的血流进入脑动脉可能会卡在细小的血管里产生堵塞，造成相应区域脑组织缺血甚至坏死。

二、女性易患缺血性脑卒中的原因

这与女性一生中经历的不可逆事件有关。一方面，妊娠及其并发症会增加女性围产期及长期脑卒中风险，随着我国生育政策的推进以及人工辅助生育技术的发展，高龄妊娠带来的妊娠并发症将进一步增加女性的脑卒中发病率；另一方面，脑卒中对女性造成的影响较大，研究显示由于女性脑卒中患者通常表现为非典型症状（精神状态改变、定向障碍等），且发病时年龄较大、独居的可能性更大，更容易导致院前延误，最终会加重其脑卒中后的不良结局，使其功能障碍、自理缺陷、参与限制等状况更严重，显著降低其生活质量。第七次全国人口普查数据显示，全国有 19 064 万老年人（≥ 65 岁），而且老年女性脑卒中发病率略高于老年男性，随着老龄化社会的继续发展，这一差异也将进一步拉大，这意味着女性脑卒中负担将进一步加重。在美国，每年大约有 79.5 万新发或复发脑卒中病例，其中超过半数（53.5%）为女性。女性在大多数年龄段的缺血性脑卒中发生率都要低于男性，但在最大年龄组（＞85 岁）女性脑卒中发生率比男性高或相接近。

女性在脑卒中的风险因素方面与男性存在显著差异。这些差异主要包括：①生物学差异，免疫和凝血遗传学因素，以及激素水平的变化。②生殖健康，如使用口服避孕药、妊娠和分娩等。③慢性疾病，房颤、肥胖、代谢综合征（metabolic syndrome，MS）和偏头痛。④心理健康，女性可能更容易有焦虑、抑郁症状和心理压力。

这些因素的共同作用，直接关系到女性脑卒中的发病风险和临床预后。因此，我们的社会如何有效应对女性脑卒中负担的预期增长，已成为一个至关重要且日益迫切的问题。本书将系统地探讨女性在生命周期的不同阶段所面临的脑卒中风险，并针对每个阶段的特点提供相应的介绍和指导。

三、缺血性脑卒中的疾病负担有多重

IS 具有高发病率、高患病率、高复发率、高死亡率和经济负担重的特点。《中国卒中报告 2020（中文版）》指出 2019 年脑卒中已经为国内位居首位的过早死亡原因。2019 年的全球疾病负担（global burden of disease，GBD）研究数据显示，脑卒中是中国人因疾病导致寿命减少的第一大病因，高于心脏病、呼吸系统或消化系统肿瘤等其他疾病。GBD 数据显示，从 2010 年至 2019 年，中国缺血性脑卒中的发病率呈现缓慢上升趋势，已由 2010 年的 129/10 万增加到 2019 年的 145/10 万。而患病率是从 2010 年的 1 100/10 万，增加到 2019 年的 1 256/10 万。

根据《2022 中国卫生健康统计年鉴》，2021 年中国城市居民脑血管病（粗）死亡率为 140.02/10 万，占城市总死亡人数的

21.71%，位列城市居民全因死亡的第 3 位；农民居民脑血管病（粗）死亡率为 175.58/10 万，占农村总死亡人数的 23.62%，位列农村居民全因死亡的第 2 位。中国居民脑血管病死亡率男性高于女性，农村高于城市。

中国慢性病前瞻性研究对 2004—2008 年我国约 50 万名 35～74 岁的既往无卒中或短暂性脑缺血发作（transient ischemic attack，TIA）的社区居民进行长达 9 年的随访，结果显示，新发卒中 45 732 例（9.3%），其中缺血性脑卒中占首位（80%），出血性卒中占 16%，蛛网膜下腔出血和其他不明类型的卒中共占 4%。缺血性脑卒中发病后 28 d 病死率为 3%，在卒中后 28 d 存活的患者中，5 年累计复发率为 41%，5 年全因死亡率为 16%。中国急性缺血性脑卒中降压试验研究对 2009—2013 年纳入的 3 861 例急性缺血性脑卒中患者进行了 2 年随访，结果显示，卒中相关病死率为 6.8%（264 例）。根据《中国卫生健康统计年鉴 2020》，我国脑卒中，尤其是缺血性脑卒中的出院人数及人均住院医药费用在 2010—2019 年均呈增长态势。2019 年我国缺血性脑卒中出院人数约为 433.5 万人，为 2010 年出院人数的近 4 倍。2019 年我国缺血性脑卒中患者人均住院医药费用为 9 809.1 元。

四、缺血性脑卒中患者有哪些典型及不典型的症状

血管梗死部位不同，患者的临床症状会存在一些差异，但主要都包括一侧面瘫口角歪斜、一侧肢体偏瘫无力、说话口齿不清或失语症、一过性黑蒙或失明、头痛、恶心、呕吐、眩晕、焦虑、抑郁、意识障碍（嗜睡、昏睡和昏迷等）、吞咽障碍和感觉障碍等。女性脑卒中患者还可能存在的一些症状，包括频繁打嗝、呼吸困难、妊娠期并发症（先兆子痫、高血压、糖尿病等）、围绝经期提前、多次流产、幻觉等。

五、发生了急性缺血性脑卒中应该怎么办

脑组织对缺血、缺氧非常敏感，阻断血流30 s后脑代谢会开始发生改变，60 s后神经元功能活动停止，5 min后开始发生脑组织坏死。如果身边有人突然发生了IS，需要牢记：时间就是大脑，越早发现，越早送往医院治疗，救治成功的可能性越高。因此，中国卒中学会推荐掌握中风的"120"口诀和"BEFAST"口诀，旨在帮助公众快速掌握识别早期中风症状的技巧，以便及时采取行动。

（1）中风的"120"口诀

"1"——"看到1张不对称的脸"；

"2"——"2只手臂是否有单侧无力"；

"0"——"聆（零）听讲话是否清晰"。

（2）"BEFAST"口诀

"B"——"Balance"是指平衡，平衡或协调能力丧失，突然出现行走困难；

"E"——"Eyes"是指眼睛，突发的视力变化，视物困难或一过性黑蒙；

"F"——"Face"是指面部，面部不对称，口角歪斜；

"A"——"Arms"是指手臂，手臂突然无力感或麻木感，通常出现在身体一侧；

"S"——"Speech"是指语言，说话含混、不能理解别人的语言；

"T"——"Time"是指时间，上述症状提示可能出现卒中，请勿等待症状自行消失，立即拨打120急救电话获得医疗救助。

与"FAST"相比，增加平衡（Balance）与眼睛（Eyes）症状评估的"BEFAST"能够进一步将卒中的漏诊率降至9.9%。这里的时间还有另外一层含义，就是要求家属或者目击者牢记患者的发病时间，精确到几时几分，这将有助于急诊医生判断时间窗，制订治

疗方案。在等待过程中，注意保护患者安全，限制进食、饮水，避免堵塞呼吸道。如果发现患者已经晕倒在地，将患者头部偏向一侧，清除口鼻内分泌物及其他异物，适度抬高头部15°~30°，保持呼吸道通畅。在等待医疗救助的过程中，清除周围环境的危险物品，检查患者受伤情况，不要轻易搬动患者，避免二次损伤。必须搬动患者时，可以用担架平稳地搬动患者，尽量减少患者的头部振动。

在这里也提示大家，脑卒中的救治效果具有极强的时间依赖性，因此，一旦发现疑似脑卒中患者，应即刻将其送往有救治能力的医院，由专业的医生迅速评估病情，开展规范化治疗。多数患者经及时救治后，其神经功能可以明显恢复，甚至完全恢复。大家可优先转运至最近的、有急诊静脉溶栓资质的医院，如果身边有亲戚朋友出现脑卒中症状，切勿犹豫不决，应尽快把患者送医就诊。

六、急性缺血性脑卒中的诊疗流程是什么

当 AIS 患者抵达医院急诊科，医护人员会迅速进行初步评估和必要检查，以确认脑卒中的发生。一旦确诊，医院将迅速开启绿色通道，向家属说明治疗方案并征得其同意。在获得同意后，立即开始治疗。具体的诊疗流程如下。

（1）评估与诊断。到院后急诊接诊医师会在 10 min 内立即完成一般评估，包括生命体征测量、采集病史、精要查体和一般检查。一般检查主要需要了解患者的以下情况：①血糖、肝肾功能和电解质水平；②心电图和心肌缺血标志物；③全血计数，包括血小板计数；④凝血酶原时间（prothrombin time，PT）、国际标准化比值（international normalized ratio，INR）和活化部分凝血活酶时间（activated partial thromboplastin time，APTT）；⑤氧饱和度；⑥急诊头颅计算机断层扫描（computed tomography，CT）。评估完成后，立即通知卒中小组，保证静脉通道畅通，给予生理盐水。

（2）卒中小组到达，立即评估神经功能。回顾病史；确定发病时间；进行一般神经功能评估；进行神经系统检查；确定昏迷程度（Glasgow 昏迷评定量表）；确定卒中严重程度（NIHSS 卒中量表）。

（3）根据 CT 结果、症状及病史明确卒中亚型。若 CT 结果及病史提示非卒中，则停止血管神经病学评价；若 CT 提示颅内出血，则进入出血性脑卒中流程；若头颅 CT 等影像结合病史、症状提示 AIS，则进入 AIS 流程。

（4）卒中小组迅速评估静脉溶栓治疗、血管内治疗的适应证和禁忌证。

（5）缩短与家属谈话、知情同意书签署、办理住院手续方面延误静脉溶栓/血管内治疗的时间。家属签署知情同意书，启动静脉溶栓的绿色通道。在急诊专用床位开展就地静脉溶栓，同时办理住院手续。

（6）将患者收入卒中单元、普通病房或重症监护室等。

七、缺血性脑卒中急性期主要的治疗手段有哪些

AIS 的病灶由缺血中心区及其周围的缺血半暗带组成。缺血中心区脑组织已发生不可逆性损害。缺血半暗带是指病灶中心坏死区周围可恢复的部分血流灌注区，内有侧支循环存在，可获得部分血液供给，尚有大量可存活的神经细胞。如果血液迅速恢复，此区域神经细胞可以存活并恢复功能。相反，则中心坏死区逐渐扩大。治疗时间窗是指 AIS 发生后最有效的治疗时间，包括：①再灌注时间窗，一般认为是发病后 3 ~ 4 h，最多不超过 6 h，进展性脑卒中可以相应延长；②神经细胞保护时间窗，指在时间窗内应用神经保护药物，可防止或减轻脑损伤。

根据《急性缺血性卒中血管内治疗中国指南 2023》，急性缺血性脑卒中发生后，处理方式概括如下：

（一）一般处理

一般处理包括呼吸管理与吸氧、心脏监测与心脏病变处理、体温控制、血压控制、血糖控制。

（二）血管再通治疗

AIS 再灌注治疗的早期目标是恢复缺血区域的血流灌注，静脉溶栓和机械取栓是较为有效的恢复脑血流的措施，越早治疗，有效性、安全性越高。

1. 静脉溶栓

溶栓时间一般在患者发病后 4.5 h 内，目前静脉溶栓药物主要包括有阿替普酶、替奈普酶、瑞替普酶和尿激酶。早期溶栓的目的是尽早溶解血栓，使闭塞的血管再通，恢复梗死区的血液供应。溶栓治疗的并发症主要是梗死病灶继发性出血或身体其他部位的出血，因此需要慎重评估患者的凝血功能。对于缺血性脑卒中发病 4.5 h 内的患者，应按照适应证、禁忌证和相对禁忌证严格筛选，尽快给予阿替普酶或替奈普酶静脉溶栓治疗。发病 6 h 内的患者，可根据适应证和禁忌证标准严格选择给予尿激酶静脉溶栓。患者在接受静脉溶栓治疗 24 h 后开始抗血小板或抗凝治疗。对发病时间未明确或超过静脉溶栓时间窗的 AIS 患者，如符合血管内机械取栓治疗适应证，应尽快启动血管内机械取栓治疗。

2. 血管内介入治疗

目前发表的多项大型临床研究结果证实，对于合理筛选的大血管闭塞卒中患者，早期血管内治疗可带来显著的临床获益。血管内治疗以机械取栓和血栓抽吸为主，还包括动脉溶栓、急性期血管成形术及支架植入术等方案。目前，对于机械取栓之前是否需要静脉溶栓仍然存在争论，需要更多的研究。如果患者符合静脉溶栓和血管内机械取栓指征，应该先接受静脉溶栓治疗。缩短发病到接受血管内治疗的时间，有利于显著改善预后，在治疗时间窗内应尽早实现血管再通，不应等待观察其他治疗的疗效而延误机械取栓时机。另外，血栓抽吸技术倾向于单用导管抽吸完成血管再通。理论上能够降低支架样取栓器对血管造成的直接切割和牵拉风险，减少血管内治疗并发症。对负荷较大、质地较硬的血栓栓塞，直接抽吸的取栓效果可能更具优势。

在多项血管内治疗研究中，血管成形及支架植入术常用于大血管闭塞卒中取栓失败的补救治疗。此外，由于缺乏充分的证据证实动脉溶栓的获益，对于机械取栓未能实现血管再通的大动脉闭塞患者，进行动脉溶栓（发病 6 h 内）作为补充治疗可能是合理的。

（三）其他治疗

在 AIS 的治疗中，除了血管再通治疗，临床医生会综合考虑以下多种治疗方法，主要包括应用抗血小板药物、抗凝治疗、降纤药物、扩容治疗、扩血管治疗、其他改善循环药物、他汀药物、神经保护药物。对大多数 AIS 患者，不推荐无选择的早期进行抗凝治疗。对于不符合静脉溶栓或血管内机械取栓适应证且无禁忌证的 IS 患者应在发病后尽早给予口服阿司匹林 150 ~ 300 mg/d 治疗，急性期后可改为预防剂量 50 ~ 300 mg/d。降纤药物包括降纤酶、巴曲酶等，有轻度溶栓和抑制血栓形成的作用，其在临床应用还需要进一步的研究。对大多数 IS 患者，不推荐扩容治疗和扩血管治疗。改善脑部血液循环的药物、他汀药物、神经保护药物等，需要依据患者情况个体化使用。中成药和针灸治疗，在治疗 AIS 时可能有一定疗效，还需要更多研究进一步证实。另外的一些非药物治疗方法，如高压氧疗、亚低温治疗、头位治疗和远隔缺血适应治疗等，有效性和安全性还需要更多的验证。专科医生会根据患者的具体情况、疾病阶段以及治疗的风险与获益进行综合评估，选择最合适的治疗方案以达到最佳治疗效果。

八、女性健康素养情况和缺血性脑卒中的关系

健康素养是指个人获取和理解基本健康信息和服务，并运用这些信息和服务做出正确决策，以维护和促进自身健康的能力。2012—2020 年，中国女性健康素养水平由 9.09% 提高到 22.98%，各年份报告显示，女性健康素养水平均与男性接近，中部地区和西部地区女性健康素养水平低于东部地区。25 ~ 34 岁和 35 ~ 44 岁女性健康素养水平高于 15 ~ 24 岁女性，55 ~ 64 岁女性健康素养水平低于 15 ~ 24 岁女性。女性在各年龄段健康素养水平的高低，将影响其有效地获取、理解和应用相关健康信息，以维护和促进自身健康的能力。健康素养水平高的女性更能够意识到脑卒中的危害性和预防的重要性，及时发现和控制脑卒中的危险因素，如高血压、高血脂等，从而提高自我管理能力，积极采取预防措施，降低脑卒中的发病率。加强科普知识健康教育、提供个性化指导、推广健康生活方式、加强心理调适和定期开展健康检查等措施，可以提高人们的健康素养水平。

（邓志强　彭章艳）

第二章

围产期脑卒中和儿童期脑卒中

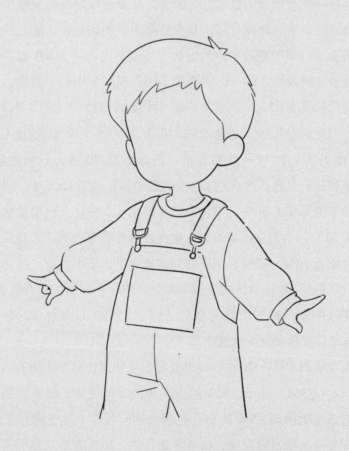

一、围产期脑卒中和儿童期脑卒中的发病情况

成年期前的脑卒中可进一步细分为三类：围产期脑卒中、婴儿期脑卒中，以及幼儿和青春期脑卒中。围产期卒中指妊娠 20 周至出生后 28 日发生的脑卒中，婴儿期脑卒中是指出生后 28 日至 1 岁发生的脑卒中，幼儿和青春期脑卒中是指 1 岁至 18 岁发生的脑卒中。28 日至 18 岁发生的卒中可被统称为儿童期脑卒中。由于青春期是儿童期和成年期之间的过渡期，青春期脑卒中同时具有儿童脑卒中和成人脑卒中的特征。

流行病学数据显示婴儿、学龄前儿童及青春期阶段为脑卒中发病高峰之一。统计数据显示，儿童脑卒中的发病存在年龄、性别和种族的差异。围产期脑卒中的发病率较高，大约每 1 100 例活产婴儿中就有 1 例发生，这一比例提示了围产期脑卒中的严重性。在不同年龄段的儿童中，1 岁以下儿童 AIS 发病率最高（每年 4.14/10 万人），1~5 岁儿童（每年 2.42/10 万人）、6~10 岁儿童（每年 0.56/10 万人）和 11~15 岁儿童（每年 2.22/10 万人）相对偏少。一项队列研究发现，青春期 AIS 发病的中位年龄为 15.2 岁。男孩的粗发病率为每年 1.60%，平均发病年龄为 6.2 岁；女孩粗发病率为每年 1.61%，平均发病年龄为 5.0 岁。另有研究表明，儿童脑卒中的死亡率为 10%~40%，由于功能结果测量、卒中类型、随访时间和研究队列的不同，AIS 的发病率和死亡率在不同研究中存在差异。值得关注的是，脑卒中是儿童常见的十大死亡原因之一，并且约 3/4 的幸存儿都会留下后遗症。

有学者对 1977—2004 年早期儿童急性缺血性脑卒中研究的汇总数据（$n=1 364$）显示，30% 的患儿神经功能正常，61% 的患儿出现认知或运动障碍，9% 的患儿在评估期间死亡。瑞士神经儿科卒中登记处的一项研究发现，在 AIS 患儿中，26% 的患儿神经系统正常，63% 的患儿出现神经系统功能障碍，11% 的患儿在 6 个月后死亡。关于国际儿童卒中的两项研究，一项研究中（$n=661$）74%的患儿出院时神经功能缺损，3%的患儿死于卒中；另一项研究（$n=587$）显示，54%的患儿神经功能正常，46%的患儿在 2 年后有轻度、中度或重度残疾。瑞士一项针对急性缺血性脑卒中患儿的研究发现，在约 7 年的随访中，56%的患儿获得了良好的治疗效果，即改良 Rankin 量表评分为 0~1 分。

很多患儿在第一次卒中后，可能会再次发病，尤其是在康复后半年内。基于人口的数据表明 5 年内的复发率在 40%以上。在患有短暂性脑缺血发作、心脏病、动脉疾病、代谢和凝血异常及后循环缺血性脑卒中的儿童中，急性缺血性脑卒中的复发率最高，其中血管异常的患儿 5 年累计复发率高达 66%。血栓性疾病或合并凝血异常也与脑卒中复发风险增加有关。所以，即使患儿康复了，为了持续跟踪他们的健康状况，也应定期进行健康检查。

二、儿童期脑卒中的疾病负担

儿童期脑卒中给患者及其家庭带来了沉重的负担。据统计，3%~6%的儿童脑卒中患儿可能死亡，超过 50%的患儿可能会有神经功能缺陷，15%~20%的患儿可能会发展成癫痫。发生脑卒中的新生儿中大约有 9.4%的患者可能会面临中度到重度的神经损伤，而儿童中的这一比例高达 48.8%。

这种负担不仅体现在长期的医疗费用上，包括治疗、护理、药物、康复等方面的开支，还涉及家属在照顾患者过程中投入的时间、精力和可能的误工损失。对于儿童来说，他们正处于生长发育的关键时期，因此，家庭还需要承担更多的营养费用以支持儿童的健康成长。此外，脑卒中患儿家庭还可能会面临健康保险、医疗费用报销和残疾人福利相关的问题。

尽管儿童大脑的重塑能力相对较强，但脑卒中仍可能导致严重后果，如运动障碍、感知障碍、吞咽困难、沟通障碍、认知障碍、社会心理问题、情感和行为障碍、日常生活活动能力下降、社会参与和学习能力受限等。这些障碍不仅影响儿童的生活质量，还可能对家庭成员的心理和经济状况造成长期影响。此外，青春期患者的自尊心较强，身体的残疾可能导致他们产生自卑和孤独感，影响心理健康和社会适应能力。对于家庭和社会来说，这些都是需要关注和解决的重要问题。

三、儿童期脑卒中的常见危险因素

（一）心脏疾病

儿童期脑卒中的常见危险因素是心脏疾病，如先天性心脏病、心肌炎等，主要通过血栓栓塞导致脑卒中，约占儿童期脑卒中的30%。关于先天性心脏病患儿脑卒中的初级预防较为复杂，其治疗建议受儿童年龄、心脏病变、心脏手术类型或心脏支持（如体外循环或体外膜氧合）的影响。澳大利亚、英国和美国的儿童卒中指南对于继发于心脏栓塞的脑卒中都推荐抗凝治疗。由中华医学会儿科学分会神经学组多学科专家达成的《儿童动脉缺血性脑卒中诊疗专家共识》中指出，对于初始临床高度怀疑病因为心源性栓塞（如复杂先天性心脏病）的患儿，建议在获取血管成像和超声心动图之前，用低分子肝素或普通肝素短期抗凝治疗。

（二）血液系统异常

血液系统异常主要包括镰状细胞贫血（sickle cell disease，SCD）、白血病、红细胞增多症、血小板增多症、血栓性血小板减少性紫癜、抗磷脂综合征（antiphospholipid syndrome，APS）、凝血机制障碍（如蛋白C和蛋白S缺乏，抗凝血酶Ⅲ活性降低，凝血因子V突变等）、亚甲基四氢叶酸还原酶缺乏、高脂蛋白症、严重脱水、缺铁性贫血等。其中，镰状细胞贫血是儿童脑卒中，尤其是2～10岁儿童脑卒中的常见原因，也是动脉缺血性脑卒中最常见的类型，在缺乏筛查和预防性治疗的情况下，5% ~ 17% 的 SCD 患儿会在儿童期或青春期首次发生脑卒中，在 SCD 患儿中，脑卒中的终生风险在 25% ~ 30%。SCD 还伴有一系列脑血管并发症，包括症状性或亚临床脑缺血、烟雾病、出血性脑卒中，其发病风险随着年龄的增长而增加。SCD 的卒中机制主要包括大动脉闭塞、烟雾综合征（由血流速度加快和镰状红细胞增多导致的内皮损伤引起）和小血管闭塞（由镰状红细胞增多引起）。颅外颈动脉疾病、贫血、高血压和促炎基因多态性也可增加 SCD 患儿发生脑血管疾病的风险。目前，主要的脑卒中预防策略是先进行经颅多普勒超声筛查，然后对高危患儿进行慢性输血治疗。对于患有镰状细胞贫血、烟雾综合征、卒中或短暂性脑缺血发作病史的儿童，美国血液学会 2020 年镰状细胞病指南编写小组建议在常规输血的基础上对血运重建手术进行评估。美国卒中协会指南提出，鉴于儿童 SCD 患儿的神经系统发病率很高，SCD 患儿及其家庭参与护理决策是一个重要环节，家属应该充分知晓 SCD 中神经系统发病率的高风险，筛查神经系统疾病的必要性，以及可能减轻神经损伤的合理治疗方法。

（三）感染

感染长期以来被认为是儿童患 AIS 的原因之一，可能涉及病毒、细菌、寄生虫等多种病原体。例如，细菌性或结核性脑膜炎可能导致脑动脉血管炎；败血症可能导致后天性血液高凝状态；细菌性心内膜炎可能导致栓塞性脑卒中。有些研究证据指出，即使是轻微的急性感染，比如感冒、中耳炎或者胃肠炎，也可能引发不同类型的脑卒中，比如因为血管问题、心脏形成的血栓，或者原因不明的脑卒中。一项国际儿童卒中研究（多中心、国际观察性队列研究）发现，在儿童 AIS 的病例中，有 24% 与感染有关，尤其是 5 岁以下的儿童风险更高。这项研究还显示，在患了急性上呼吸道感染这样的轻微感染后，接下来的一个月内，儿童患 AIS 的风险可能会增加到原来的 4 倍。儿童脑卒中相关研究表明，当儿童呼吸道感染、急性中耳炎等发作时，脑卒中的风险增加多达 6 倍。

越来越多的证据表明疱疹病毒，特别是水痘带状疱疹病毒与脑卒中有关，这种病毒可以感染脑动脉继而出现炎症，导致病理性的血管重塑、内膜增厚、血管闭塞和缺血，从而引起缺血性和出血性脑卒中。但接种水痘疫苗不会增加儿童 AIS 发生的风险，在儿童期进行常规疫苗接种预防水痘发病可能对预防脑卒中和其他脑血管事件具有重要的意义。所以，预防急性感染可能是帮助减少儿童患 AIS 的一个关键策略。

（四）烟雾病和烟雾综合征

烟雾病是一种以大脑远端内动脉、大脑前动脉或大脑中动脉进行性狭窄为特征，并继发脑底异常血管网形成的一种慢性闭塞性脑血管疾病，由于血管造影表现为典型的"烟雾状"被称为烟雾病。烟雾病尽管相对少见，却是脑卒中复发的重要因素，特别是与 SCD 患儿脑卒中复发密切相关。烟雾病是一种孤立的动脉疾病，可能是家族性的，有研究表明，其在日本和韩国更常见，并且可能具有复杂的遗传基础。原发性烟雾病为患儿无任何原因的自发性发病过程诊断，若具有类似烟雾病特征性血管影像学改变，可以查到明确病因或明确的致病因素的，称为烟雾综合征。尽管病因不同，但两者的影像表现和临床发病过程完全一致。临床表现都为头痛、暂时性缺血性发作、急性缺血性脑卒中、颅内出血、舞蹈症和痴呆。

对于烟雾病和烟雾综合征，除抗血小板治疗和水合作用改善脑血流量外，直接手术或间接血运重建手术是主要的治疗方法。在 SCD 引起的烟雾综合征患儿中，抗血小板治疗和血管重建术的作用仍然存在争议。另外，患有烟雾病的儿童可能已经有动脉侧支和代偿性高血压，如果接受降压药物或麻醉剂，医源性脑卒中的风险很高。因此，确定并积极维持基线血压有助于预防脑卒中，对患有烟雾病或烟雾综合征的儿童的围手术期管理仍需谨慎。

（五）动脉夹层

幼儿期和青春期的动脉夹层可能发生在颅内或颅外，原因可能是外伤或自发。特别是对于 5～17 岁的男孩，如果他们经历了反复的后循环卒中，应考虑慢性椎动脉夹层或机械性损伤的可能性。美国的一项研究显示，如果儿童头部或颈部受到外伤，接下来的 3 个月里，他们患 AIS 的风险会是平时的 9 倍；即使是轻微的受伤，在受伤后的一周内，风险也会增加到将近 4 倍。对于动脉夹层导致的 AIS 患儿，中国医学会儿科学会神经学组建议在脑卒中发作后给予阿司匹林 3～5 mg/d 治疗，或者使用华法林或低分子量肝素抗凝治疗，持续 3～6 个月，之后使用阿司匹林长期治疗。第 1 年随访期间应动态监测神经血管成像。

（六）易栓症

易栓症，包括遗传性易栓症和获得性易栓症，与儿童 AIS 的风险增加有关。患儿血液可能处于高凝状态，从而增加脑卒中的风险。尽管易栓症的确切影响仍有争议，但它在某些情况下可能是脑卒中的诱发因素。

（七）急性全身系统疾病

在儿童中，AIS 的全身性病因相对较少见，但一旦存在，治疗策略可能会有所不同。这些病因可能包括炎症性疾病和遗传/代谢综合征，如法布里病（单基因遗传病）、门克斯病（先天铜代谢异常病）等。全身性疾病虽然少见，但与 AIS 有重要关联，需特别注意炎症生物标志物的检测。如果在脑卒中后一个月内，血清中的炎症生物标志物（如 C 反应蛋白和红细胞沉降率）持续升高，可能提示存在进行性炎症疾病，在这种情况下，需要进一步评估。

四、围产期脑卒中和儿童期脑卒中的临床表现

儿童 AIS 的临床表现可能因年龄、卒中类型和病因的不同而有

所差异，神经功能缺损通常是突发性的，且多在发病时就达到了最严重的程度。以下是围产期脑卒中和儿童期脑卒中的一些常见症状和体征。

1. 围产期脑卒中

如果新生儿在出生后几天内出现突然的癫痫发作（例如突然的肢体抽动）或异常嗜睡（叫不醒、睡得太久），可能是脑卒中的迹象。

2. 儿童期脑卒中

（1）婴儿期脑卒中：婴儿可能会突然出现癫痫发作或偏瘫，有时只有通过影像学检查才能确诊。若出现肢体无力、哭闹、嗜睡或喂养困难，也须考虑卒中的可能性。或者出现了一些反常的迹象，比如全身状态变差，哭闹得比平时多，又或者变得特别烦躁，总是嗜睡、难以进食、经常呕吐，再或者有发热等感染症状，这些都可能是卒中的信号。

（2）幼儿和青春期脑卒中：通常表现为局灶性神经功能缺损，最常见的症状是头痛、呕吐、偏瘫、感觉障碍及意识障碍等，约三分之一的患儿会出现语言障碍。另外，也可出现意识减退，视乳头水肿及癫痫发作等弥漫性神经症状。后循环卒中在儿童中具有更频繁的癫痫发作、非特异性症状，以及共济失调、视力障碍的特点。换句话说，对于大一点的儿童，如果他们突然感到头痛，或者一侧的脸、胳膊或腿没有力气，看东西模糊或者走路不稳，说话不清楚或者理解别人的话有困难，就可能是卒中的征兆。有时候，儿童可能还会显得没什么精神、呕吐，甚至也可能会有癫痫发作。2020年波兰的一项研究发现，女孩卒中后更容易出现癫痫发作。随着年龄的增长，儿童脑卒中的症状可能会更接近成人脑卒中症状。

儿童AIS其实并不常见，但当它发生时，儿童可能会出现一些不太特别的症状，比如头痛、头晕、恶心或者呕吐。这些症状和儿童平时可能会得的其他病看起来很像，比如颅内感染或者急性肠胃炎。要识别儿童是否可能发生脑卒中，我们可以留意以下几个简单的信号：①F（Face）嘴歪向一侧；②A（Arms）一侧胳膊无力；③S（Speech）说话困难；④T（Time）拨打120迅速求救。这些信号类似于成人的"FAST原则"，但也要考虑到儿童的特殊性。然而，如上文所述，一些特定年龄段的临床特征可能会使儿童脑卒中的诊断复杂化，儿童尤其是婴幼儿和学龄期儿童可能不会像成人那样表现出典型的脑卒中症状。例如，他们可能一开始表现为癫痫发作，或者有头痛。尤其是年龄较小的儿童，他们的症状可能更加不明显，因此家长和照护者需要更加细心观察。

正因为这样，如果孩子突然出现异常症状或行为改变，家长应高度警觉。脑卒中的快速识别和及时治疗至关重要，有助于减少大脑损伤。因此，一旦怀疑孩子可能患有脑卒中，应立即拨打急救电话或尽快将孩子送往医院。在医院，医生会进行一系列检查和评估，以确定儿童的具体状况。一些地区可能设有专门处理儿童急性脑卒中的中心，这些中心通常能够提供最合适的治疗和护理。所以，遇到这种情况，最好将儿童送到这样的专业中心接受治疗。

五、儿童期脑卒中的评估及诊断

目前，国内外的共识或指南为儿童期脑卒中的评估提供了一些指导，临床上首先应进行神经功能缺损情况评估，临床病史和全身检查可为潜在的卒中机制和病因提供线索。询问其他病史包括头颈部外伤、不明原因发热或近期感染、药物摄入、发育迟缓、血液病及头痛等问题。此外，还应仔细询问家族史和出生史，特别注意明确有无神经系统疾病、早产儿血管疾病、血液疾病和发育障碍。

（一）影像学检查

目前，脑卒中诊断主要依靠影像学检查，儿童急性缺血性脑卒中神经成像指南已经指出头部磁共振成像（magnetic resonance imaging，MRI）是诊断儿童 AIS 的首选检查，紧急脑成像对于确诊卒中和指导超急性期治疗至关重要。颅脑 CT 对超急性期脑组织缺血敏感性差，但对出血较敏感，且临床容易获得。一般先行 CT 检查，排除出血性疾病。颅脑磁共振（MR）检查对缺血较敏感，因此是儿童 AIS 的金标准，AIS 的超急性期在弥散加权成像（diffusion-weighted imaging，DWI）上即可有异常信号发现，所以目前首选颅脑 MR 加弥散加权成像来诊断。尽管在 MRI 应用方面存在一些局限，如一些儿童需要镇静，但对于怀疑有脑卒中的儿童，早期 MRI 是必须的。美国、英国、澳大利亚和加拿大的研究显示，儿童脑卒中从症状出现到初次脑成像的中位时间为 8.8~16.0 h。

（二）其他实验室检查

2019 年澳大利亚儿童脑卒中指南指出对疑似或确诊的 AIS 的儿童，给予完善血常规、铁代谢、血生化、凝血谱、蛋白 C、蛋白 S 和血清同型半胱氨酸等检查。对于所有确诊的 AIS 患儿，建议进行颅内 MR 和颈部血管造影检查。所有 AIS 患儿均应进行超声心动图和心电图检查。

研究显示，在出现相关神经症状的儿童中，仅 25% 会被诊断为脑卒中。然而，儿童脑卒中的诊断时间通常较长，甚至超过 24 h，从而限制了再灌注治疗法的使用。目前，由于缺乏制订儿童 AIS 应急管理方案的循证数据，以及部分医生和社区医务人员缺乏对儿童脑卒中的诊断的敏感性，儿童卒中应急管理还面临着很大的挑战。

（三）病情严重程度评估

评估儿童 AIS 严重程度的常用量表为美国国立卫生研究院卒中量表儿童版（the pediatric modification of the national institutes of health stroke scale，PedNIHSS），该量表基于成人量表制定，适用于 2~18 岁儿童，对脑卒中初始严重程度的评估可直接预测预后。PedNIHSS 一共由 11 个神经系统评估维度共 15 项评分条目组成，包括意识水平、最佳注视、最佳视力（视野）、面瘫、上下肢运动、肢体共济失调、感觉、最佳语言、构音障碍、忽视（忽略）等，每项得分 0～9 分不等，得分范围为 0～42 分。按照得分高低，可将病情分为 5 个等级，分别为正常或趋于正常（0～1 分），轻度（1～4 分），中度（5～15 分），中重度（15～20 分）和重度（20～42 分）。

六、急性缺血性脑卒中患儿需要做的相关影像学检查的利弊

（一）计算机断层扫描

CT 检查在紧急情况下可迅速检测出血及其占位效应，特别适用于有 MRI 禁忌证的患儿。脑卒中患儿在紧急情况下无法进行 MRI 扫描时，非造影剂增强 CT 平扫（non‐contrast enhanced CT，NCCT）被认为是初始诊断的首选，NCCT 能发现 IS 发病后最初 6～12 h 的颅内病灶，尤其对颅内出血病灶敏感。CT 血管造影（CT angiography，CTA）是检测大血管闭塞的金标准，在脑卒中早期阶段显示血管阻塞或脑半球间血流差异，检测 AIS 时较 NCCT 更敏感，但可能会使未成熟的脑组织面临更高的电离辐射风险。研究显示，新生儿暴露于 10 mGy 的辐射时，发生儿童恶性肿瘤的风险增加 0.3%～0.7%，尤其是白血病。儿童期每接受 1 mGy 电离辐射，其癌症发病率增加 0.017%，而白血病和脑肿瘤的额外相对风险分别增加 0.036 倍和 0.023 倍。CT 检查时，减少旋转时间、降低电压（kV）和管电流、减少不必要的 Z 轴覆盖范围和剂量调制等技术可以在不损失分辨率的情况下最大限度地减少辐射。但由于不同的扫描方案、设备型号及患儿在扫描过程中的配合程度，辐射剂量仍然有差异。

灌注成像被用于有风险的脑组织或缺血半暗带的判断，儿童 CT 灌注（CT perfusion，CTP）成像是一种功能成像技术，可提供有关脑实质毛细血管血流动力学水平的重要信息，对常规 CT 扫描在评估急性脑卒中、血管痉挛和其他神经疾病方面进行补充，其辐射暴

露较高，当患儿出现 MR 禁忌证时，可选择 CTP 作为影像诊断方式。CTP 能够获得对比剂通过脑组织的动态图像，确定对比剂在脑组织的平均通过时间、达峰时间、脑血流量和脑血容量获得灌注不足组织的量化信息，准确界定颅内病灶，有利于帮助判断 IS 患儿是否选择溶栓的治疗方案。CTP 对于确定不可逆性梗死脑组织和严重缺血但可被挽救的脑组织缺血半暗带（即功能性损伤的缺血脑组织，早期再灌注后可恢复正常，但如果没有早期再灌注则可能进展为不可逆的脑损伤）的程度至关重要，但婴儿和儿童在实施 CTP 成像时仍面临如静脉通路的限制、注射时间的延长、运动伪影的高发、累积的辐射剂量等问题。

（二）磁共振成像

国际儿科卒中神经影像学联盟推荐 MRI 检查方案并提倡早期无创诊断性血管造影，作为 29 d 到 18 岁儿童超急性（症状 < 6 h）和非急性（症状 > 6 h）脑卒中症状的首选方式。MRI 是一种非侵入性的成像方式，正常情况下组织内质子（原子带正电荷部分）排列并无特别，当质子处于强磁场内则呈线性排列，此时扫描仪发射无线电波脉冲，瞬间使所有质子不在一条线上；当质子再次于磁场内呈线性排列时会释放能量（称为信号），信号强度随组织的不同而不同，扫描仪记录这些信号，通过计算机分析信号生成图像。MRI 可显示软组织、脉管系统和定量血液代谢标志物，具有安全、无电离辐射、多平面功能、软组织对比度良好等优势，但扫描时间长。MRI 检查可检测出血、线上解剖结构、表征局灶性病变并确定卒中分期等。MRI 在脑卒中最初的 12 ~ 24 h 对脑卒中敏感性高于 CT，对疑似超急性/急性缺血性脑卒中儿童，MRI 方案应包括弥散加权成像（diffusion-weighted imaging，DWI）和表观弥散系数（apparent diffusion coefficient，ADC）图，提供基于水分子运动的图像对比度的定性和定量测量，以确认脑卒中诊断及病灶的大小和位置。ADC 值定量地表达了扩散程度，其值较低时表明扩散受到限制。磁敏感加权成像（susceptibility - weighted imaging，SWI）或梯度回波序列（gradient echo，GRE）及磁共振血管造影（MR angiography，MRA）序列检测疾病部位、评估血栓体征。MRA 图像具有血流依赖性，在确定狭窄程度及血管闭塞方面具有优势，有助于确定 AIS 患儿血管狭窄严重程度及血管闭塞和侧支血流。怀疑脑静脉窦静脉血栓形成时，需要行平扫或增强磁共振静脉造影（MR venography，MRV）检查，CT 静脉造影对静脉血栓的形成具有相似的诊断价值，但存在与辐射暴露相关的风险。

磁共振灌注成像技术（magnetic resonance perfusion，MRP）可评估脑组织灌注水平，其主要有：基于钆对比剂的动态磁化率对比灌注成像（dynamic susceptibility contrast，DSC）、动态对比增强（dynamic contrast enhanced，DCE）和动脉自旋标记（arterial spin labeling，ASL）、灌注成像/体素内非相干运动（intravoxel incoherent motion，IVIM），ASL 及 IVIM 均不需要通过静脉使用钆对比剂，检测组织灌注减少的区域。然而 MRI 时间长，需要患儿的高度合作，否则需要镇静干预，以确保图像质量。

（三）超声检查

近年来超声检查技术不断发展，同时由于其安全性、可及性，超声已成为儿科神经影像学中不可或缺的一部分。新的超声技术正在促进脑灌注、微血管血流等变化的实时可视化，这些技术如对比剂增强超声（contrast-enhanced ultrasound，CEUS）、微血管成像（microvascular imaging，MVI）和弹性成像（ultrasound elasticity imaging，UE），有助于实时可视化脑灌注、微血管流动和大脑组织硬度的变化。MVI 通过使用多维壁面滤波器来改善传统多普勒超声的这一缺陷，MVI 不需要使用血管内造影剂。作为多普勒超声的一种形式，MVI 没有特殊的禁忌证，可以显示相对高灌注和低灌注区域，但其在大脑中的应用正处于早期的实验阶段。

23

七、儿童急性缺血性脑卒中可以溶栓吗

20 世纪末，医生们发现了一种新的治疗方法可以帮助治疗成人的脑卒中，这种治疗方法就是静脉溶栓治疗。这种方法的发现，让成人脑卒中的治疗有了很大的进步。但是，当医生们开始思考这种治疗方法是否也适用于儿童时，他们发现情况并不那么简单。儿童脑卒中的原因与成人不同，溶栓药物的使用需要特别谨慎。就像治疗感冒，成人和儿童的用药是不同的。在溶栓治疗中，一方面，医生需权衡药物对儿童的生长发育是否会产生影响；另一方面，儿童的身体尚未发育成熟，血液凝固系统也和成人不一样。因此，给儿童使用溶栓药物时需要特别小心，要考虑这种药物对他们成长中的身体是否安全。最后，儿童脑卒中的预后通常也比成人要好。这意味着，对于儿童来说，使用溶栓药物治疗的好处和风险需要仔细权衡，不能一概而论。

在机械取栓术之前，静脉注射组织型纤溶酶原激活剂（tissue-type plasminogen activator，tPA）是治疗儿童缺血性脑卒中的首要超急性期治疗法。目前，关于儿童 AIS 治疗的最全面研究，是由美国西雅图儿童医院领导的小儿卒中溶栓（thrombolysis in pediatric stroke，TIPS）试验。这是一个多中心的前瞻性研究，该试验旨在研究静脉注射 tPA 治疗儿童脑卒中的安全性和最合适的剂量。不过，由于参与的人数没有达到预期，这项研究不得不提前终止。到目前为止，还没有一个理想的随机对照试验来专门针对儿童进行。TIPS 研究不仅对参与的机构有重要意义，它还帮助建立了一套能够快速且系统地诊断和治疗儿童脑卒中的方案。TIPSTER 研究，作为 TIPS 研究的扩展，回顾性地分析了 26 名儿童在接受急性脑卒中的静脉溶栓治疗后的安全性。研究结果发现，这些儿童在接受溶栓治疗后，出现症状性脑出血的比例大约是 2.1%。这个数据告诉我们，和成人相比，如果在症状出现后的 4.5 h 内对儿童进行静脉溶栓治疗，

他们出现严重脑出血的风险可能相对较低。在美国，5% ~ 7% 的儿童脑卒中案例中，医生会采用静脉溶栓药物治疗。近年来，随着更多病例报告的回顾性分析，这些研究为儿童 AIS 接受静脉溶栓治疗的有效性和安全性提供了支持。分析结果表明，静脉溶栓有助于恢复患儿的血管通畅和正常的神经功能，并且发生严重并发症如颅内出血的风险相对较低。

静脉溶栓治疗目前主要适用于 2 岁及以上的儿童。对于 2 岁以下的儿童，tPA 进行静脉注射的安全性和有效性尚未得到明确证实。2016 年，美国发布的指南提出，如果儿童年龄在 2 岁以上，出现急性神经系统症状，并且神经影像学检查显示没有颅内出血，同时确诊为早期缺血性脑损伤，那么应考虑实施 tPA 溶栓治疗。到了 2019 年，澳大利亚发布的儿童 AIS 临床治疗共识进一步明确了溶栓治疗的适应证，包括：①患儿年龄在 2 ~ 17 岁。②影像学检查未发现出血迹象。③根据 PedNIHSS 量表评估，儿童卒中的严重程度评分在 4 ~ 24 分。④脑卒中发生的时间在 4.5 h 内。

这些建议为 2 岁及以上儿童在 AIS 情况下接受静脉溶栓治疗提供了重要的参考依据。尽管静脉溶栓在儿童急性脑卒中治疗中的应用正在增加，但对于 tPA 在儿童身上的确切作用、最佳剂量以及注射的最佳时机等问题，医学界仍然需要进行更多的研究来明确。

由于很多人对儿童 AIS 的认识不足，且其症状不明显，常常错过最佳的溶栓治疗时间。因此，安全有效的治疗的关键在于尽早发现 AIS 的迹象，并由经验丰富的专科医生进行全面评估。医生会根据患儿的具体情况，权衡治疗的潜在好处和风险，然后决定是否采取静脉溶栓治疗。

八、儿童急性缺血性脑卒中可以血管内取栓治疗吗

2015 年美国心脏协会/卒中学会急性缺血性脑卒中管理指南指出，机械取栓是成人大血管闭塞（large vessel occlusion，LVO）卒

中的标准治疗，但是，这些研究和试验都没有包括 18 岁以下的儿童，所以还不太确定这种方法对儿童是否同样有效和安全。因为缺乏专门针对儿童脑卒中的研究，加上要找到足够多的患儿参与试验也很困难，这就让机械取栓在儿童中的应用变得复杂。目前，是否对儿童进行机械取栓治疗主要是基于成人治疗经验和各个医院的共识，通常会考虑儿童的年龄和有没有其他治疗方法。澳大利亚的《儿童卒中诊断及急性期处理共识指南》中对什么时候用静脉溶栓治疗有明确的指导，但对于机械取栓，因为还不确定它的获益是否大于风险，所以推荐的力度不是很大，也没有明确说哪些情况下适用。现在，国际上有很多不同领域的专家正在共同努力，力图解决这些难题。

从国内外的一些病例报告来看，包括一些小规模的病例系列，都显示出取栓治疗对儿童是有好处的。不过，目前做过机械取栓手术的儿童还不是很多，而且大多数发表的关于儿童取栓的文献都是回顾性的研究，也就是事后回顾和分析的，其中报告的年龄最小的患儿只有 6 个月大。在 2020 年，*JAMA Neurology* 发布了一项很重要的研究，称为"拯救儿童研究"（the save childs study），这个研究是由德国的学者 Sporns 等人开展的，他们把欧洲及美国 27 个脑卒中中心数据都集合起来，以评估患儿进行机械取栓手术是否安全和有效。他们研究了 73 个患儿的案例，发现这种手术对于患儿安全性很高，而且 86% 的患儿在出院 6 个月后恢复得不错（改良 Rankin 量表评分为 0~2 分），脑出血发生率 1.37%。到了 2022 年，*JAMA Neurology* 又发表了来自澳大利亚学者 Bhatia 及其团队的研究，他们发现如果只是用普通的治疗方法，很多患儿的恢复情况并不好，术后 3 个月有高达 73.1% 的患儿出现中度至重度残疾或死亡，最终随访时有 57.7% 的患儿预后不良。然后，在 2023 年，Bhatia 和他的团队又做了另一项多中心回顾性匹配的病例对照研究，这次他们比较了机械取栓手术和只用药物治疗的患儿（年龄为 1 个月至 18 岁），他们发现，对于那些因为大血管闭塞而导致脑卒中的患儿，做手术的效果比单纯用药要好得多。另外有研究表明，在青春期患有 AIS 的患儿中，有相当一部分（比如 19 个患儿中的 32%）能够通过再通治疗得到改善。这种治疗包括静脉溶栓（17%）、血管内治疗（11.7%）、静脉和动脉内溶栓（3.3%）。治疗的安全性也不错，只有一例出现了无症状的出血。这些发现表明，再通治疗对于这个年龄段的患儿来说，不仅可行，而且相对安全。

机械取栓手术正在越来越多地用于儿童急性脑卒中的治疗，特别是大血管闭塞的情况。尽管目前缺乏针对儿童的高级别循证医学证据，但国际上的一些研究已经显示，对于特定的患儿，机械取栓手术是安全且有效的。随着研究的深入，未来临床上可能会更广泛地接受这种治疗方法。

不过，在实际操作中也存在一些挑战，比如不是所有医院都能进行这种手术，有时需要将患儿转移到有手术能力的医院，这可能会延误治疗。儿童在手术中通常需要全身麻醉，这可能增加手术时间和并发症风险。因此，是否进行手术应由包括儿科、神经科医生和介入医师在内的多学科团队共同评估决定，综合考虑患儿的年龄、健康状况、脑卒中发生的时间、家长的意见以及手术团队的经验。有经验的医生执行手术时，并发症的风险相对较低。如果条件允许，应优先考虑将患儿送到有儿童神经介入经验的中心，但是这样的中心在国内尚不多见。

总之，对于儿童来说，现在还没有一套明确的规则来指导医生如何判断患儿是否适合手术、如何进行手术，以及手术后应该如何照顾患儿。这是因为儿童脑卒中的情况比较特殊，医生需要考虑很多因素，比如患儿的年龄、身体结构、血管的状况、做检查时得到的数据，以及预期的治疗效果。这些因素都可能影响医生决定是否给患儿做手术，以及如何安排手术和康复的时间。

九、幼儿和青春期患者在脑卒中后的恢复情况

幼儿和青春期患者在脑卒中后的恢复情况是多方面的，受到多种因素的影响，这些患儿在接受治疗后仍可能面临较差的预后和较高的死亡率。IS 是儿童脑卒中最常见的类型，其发生后可能导致儿童长期存在运动、认知、语言或感觉障碍，影响其终生健康。发表在 *The Lancet* 上的研究报告显示，74% 的患儿在出院时存在神经功能缺损，3% 患儿死于脑卒中。加拿大一儿科卒中登记处纳入 681 例儿童脑卒中患者，在 IS 患儿中，69% 患儿在平均随访 3 年时死亡或出现神经功能缺损。国际小儿卒中研究纳入 587 名儿童脑卒中患者，结果显示，48.8% 的患儿经过急性期治疗后仍存在中度至重度神经功能损害，经过 2 年的恢复期，这一占比降至 24.7%。

幼儿和青春期脑卒中患者恢复的情况受多种因素影响，包括发病原因、卒中类型、卒中部位、卒中严重程度、及时的治疗和康复干预的有效性等。青春期是幼儿到成年的过渡期，相比儿童脑卒中患者，青春期脑卒中患者的诊断、治疗及康复较早，预后较好。法国的一项全国性研究纳入 60 例 10～18 岁的首次 IS 青春期患者，随访 19 个月结果显示，12% 患者出现复发，其中可识别出原因的脑卒中患者复发率为 50%，而隐源性卒中后的复发率为 0；总体来说，80% 青春期脑卒中患者功能预后良好。除疾病相关因素外，社会经济因素也是影响儿童和青春期脑卒中患者预后的重要因素。一项大型跨国前瞻性队列研究报告表明，与高收入水平国家的 IS 儿童相比，低收入国家儿童的神经系统预后更差，这主要是由于低收入国家卒中诊断、治疗干预和管理相对落后。1990 年至 2019 年期间，全球儿童新发卒中数增加了 18.51%，患病率增加了 31.97%，死亡率和伤残调整寿命年（disability adjusted life year，DALY）率均下降。较高的死亡率和伤残调整寿命年率可能揭示了发展中地区在医疗保健服务的可及性、先进治疗方案的可得性以及卒中患者的住院

率方面存在不足。

为降低幼儿和青春期脑卒中的发生率及其相关疾病的疾病负担，国外已相继发布了儿童脑卒中诊断与治疗的指南和专家共识。总体来看，不管儿童脑卒中还是青春期脑卒中，早识别、早诊断、早治疗、早康复对于改善预后都极其重要。颅内动脉病变、头颈部创伤、心脏疾病是幼儿和青春期脑卒中患者发病的常见病因，保守治疗后多数预后较好，但仍有少数患儿死亡或存在不可逆的神经功能障碍。随着静脉溶栓和血管内介入治疗等技术在临床应用中的不断成熟，这些治疗技术在幼儿和青春期脑卒中患者中的安全性和有效性得到了越来越多的临床证据支持，从而显著提升了患儿的预后效果。在幼儿和青春期脑卒中患者中，由于预防和干预的选择有限，神经康复是改善其预后的重点。部分幼儿和青春期脑卒中患者经过适当治疗和康复训练后，可以有较好的预后。总体而言，当前大多数研究倾向于将运动功能的恢复作为预后指标，而对于语言能力、视觉功能、认知能力、生活质量以及其他神经系统功能障碍等其他预后指标的报告相对较少。

十、如何预防幼儿和青春期患者脑卒中后的再次发作

幼儿和青春期脑卒中是不容忽视的健康问题，脑卒中后并发的神经功能损伤可能导致患儿的长期残疾，给家庭和社会造成极大的负担。因此，预防脑卒中及其复发对于儿童期特别是青春期女性至关重要。对于已发生卒中的幼儿和青春期患者，为降低复发风险，应注意以下几点。

（1）遵医嘱服药、关注药物不良反应。药物治疗对预防卒中复发极为关键。家长应向患儿解释药物的重要性，鼓励他们按时服用抗凝和抗血小板药物，可采用闹钟、贴纸、备忘录等方式提醒，帮助他们养成良好的用药习惯。同时，家长要与医疗团队合作，了解药物信息，督导儿童正确用药，并注意各种不良反应，及时咨询医生。通过教育、提醒、监督和医疗支持，确保儿童遵循医嘱，提高用药依从性，降低脑卒中复发风险。

（2）定期复查和影像学监测、及时治疗危险因素。对于已经发生过脑卒中的儿童及青春期患儿，定期进行神经影像学检查和其他相关筛查，以早期发现可能导致卒中复发的问题。对于合并脑动脉病变、烟雾病、心脏疾病、感染、血液系统疾病、自身免疫系统疾病、易栓症的患儿应积极治疗原发病。合并高血压的青春期患儿应定期测量血压并保持在正常范围内，必要时接受治疗。对于有代谢性疾病的患儿需要定期复查血压、血糖、胆固醇等指标，及时发现异常并调整治疗方案。对于有遗传性卒中风险因素的患儿，如某些凝血功能障碍患儿，可能需要特别的预防措施。

（3）积极控制危险因素、合理健康饮食。"INTERSTROKE"研究表明，成年人90.7%的脑卒中与高血压、糖尿病、血脂异常、心脏病、吸烟、酒精摄入过量、饮食不节、超重或肥胖、体力活动不足、心理压力10项危险因素有关。在我国，这些因素可解释94.3%的脑卒中。儿童应改善饮食习惯，避免高钠高脂食物，多吃蔬菜水果和低脂乳制品。家长应减少烹饪时的盐分和含钠调味品，限制加工食品和油炸食品的摄入，选择健康的植物油，并控制糖的摄入，糖摄入量不应超过总能量的10%。

（4）积极运动、控制体重。体重过重或过轻都可能增加患脑卒中的风险。儿童及青春期儿童应保持适当的体重，避免肥胖或消瘦，通过健康饮食和适量运动来维持健康体重。在身体条件允许的情况下应每天进行适量的体育锻炼，如散步、慢跑等有氧运动，有助于提高心肺功能、促进血液循环、加强肌肉锻炼和柔韧性训练、保持健康体重。

（5）强化心理韧性。多项研究显示焦虑、抑郁等心理问题与脑卒中发生、发展密切相关。家庭环境对儿童的心理健康影响深远。父母应提供爱与支持，建立亲密的亲子关系，营造和谐的家庭氛围，并教导儿童如何表达和管理情绪，面对挫折。同时，保证充足的睡眠、健康饮食和适量运动，这有助于提升身体和心理健康，增强免疫力，减少心理问题的发生。

（6）预防外伤。头颈部外伤是儿童脑卒中的一种常见原因。家长应监督好他们，避免他们单独进行危险活动，并教授他们交通安全和户外安全知识，户外运动时，要遵守交通规则，过马路走人行横道，避免交通事故；参与骑自行车、滑板、滑雪等高风险活动时，应佩戴头盔和护具，以降低受伤和卒中风险。

（7）教育和意识提升。提高家长、教师和儿童自身对于脑卒中症状的认识，一旦出现可疑症状，立即就医，以减少脑卒中带来的损害。

（龙展艺 石雨桐 敬茜 曲海波 李铭 袁正洲 李思琴）

第三章

生育期脑卒中

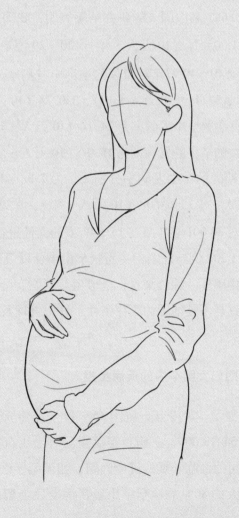

第一节 孕前篇

一、生育期妇女脑卒中的发病情况

生育期，指卵巢功能成熟并分泌性激素及有周期性排卵的时期，约从 18 岁开始，历时约 30 年。目前，还没有关于我国生育期妇女脑卒中发病现状的大样本、多中心研究。发表在 *Circulation* 上的一项针对 480 687 名中国人的研究结果表明，我国成人女性的脑卒中发病率为 1 005.7/（10 万人·年）。20 ~ 29 岁年龄阶段、30 ~ 39 岁年龄阶段、40 ~ 49 岁年龄阶段的脑卒中发病率分别是：17.0/（10 万人·年）、57.4/（10 万人·年）、330.7/（10 万人·年）。英国育龄妇女的首次脑卒中发病率为 24.7/（10 万人·年）。瑞典非妊娠期间育龄妇女脑卒中的发病率为 15.0/（10 万人·年）。产前、围产期、产后早期的脑卒中发病率分别为：为 7.3/（10 万人·年）、314.4/（10 万人·年）、64.0/（10 万人·年）。在 2010—2018 年，法国的研究者对 36 001 名年龄在 15 ~ 49 岁的女性进行了随访研究，其间共记录了 1 204 例与妊娠相关的脑卒中事件以及 31 697 例非妊娠相关的脑卒中事件。综合来看，全球生育期妇女脑卒中发病率存在显著差异，这与不同地区的医疗条件、妊娠管理及危险因素防控水平等密切相关。

二、生育期妇女脑卒中的疾病负担

GBD 数据显示，2019 年，我国 15 ~ 49 岁卒中女性伤残调整寿命年率达 148.54/10 000，疾病负担沉重。对于生育期女性个人而言，脑卒中后可能面临长期的健康问题，如偏瘫、语言障碍、认知功能受损等。大约 80% 的脑卒中患者在病发后会留有某些功能障碍，这些损伤的严重程度和类型各异，有些患者甚至可能遭受多达10 种不同程度的损伤。常见症状包括肢体无力、尿失禁、意识障碍等，此外，脑卒中导致的身体功能障碍可能伴随焦虑、抑郁等心理问题，严重影响患者日常生活和工作能力。荷兰的研究人员对 18 ~ 50 岁的女性进行了长期观察，结果发现，与无脑卒中史的女性相比，曾患脑卒中的女性在妊娠时更容易患上妊娠高血压（患病率分别为12.2% 和33.3%，$P < 0.05$），并且早产的风险也更高（分别为1.4% 和9.0%，$P < 0.05$）。

生育期的女性如果遭遇脑卒中，往往会承受生理和心理上的双重挑战。她们可能会因为生育和家庭的压力而感到焦虑，甚至引发社交障碍，还可能难以融入社会，导致人际关系变得紧张。此外，脑卒中的治疗和康复过程产生的医疗费用，以及长期的康复和护理成本，对家庭经济来说是一个沉重的负担。

患者可能长期需要依赖家人的照顾，这不仅加剧了家庭的经济压力，也可能影响到家庭成员的日常生活和工作，甚至影响他们的心理健康，造成家庭关系紧张。对于育龄期的女性卒中患者来说，卒中可能会影响到她们的生育能力。即使她们能够妊娠，孕期和分娩过程中的风险也是她们和家人必须面对的。所有这些因素都可能对家庭产生深远的影响。

三、生育期脑卒中常见危险因素

在全球范围内，每年有超过 200 万年轻人患上缺血性脑卒中，在总脑卒中人群中，年轻成人脑卒中患者的发病率和比例不断增加（十分之一的脑卒中涉及年轻人），育龄妇女中脑卒中发病率估计为（6 ~ 48）/10 万人，其可改变的危险因素包括吸烟、饮酒、肥胖（BMI ≥ 30 kg/m^2）、缺乏锻炼等生活方式相关的因素，还包括性别特定的危险因素如偏头痛、口服避孕药、自身免疫性疾病、美容手术等，如何有效地管理这些危险因素应当成为生育期女性关注的健康话题。

（一）先兆性偏头痛

偏头痛是常见的神经系统疾病，严重影响患者的生活质量。偏头痛属于原发性头痛的一种，其主要特征为单侧或双侧的中、重度搏动性疼痛，多于中青年达发病高峰，女性多见。*The Lancet* 发布的"2019 年全球疾病负担研究"报告显示，偏头痛是 15～49 岁女性人群伤残调整寿命年排名居首位的疾病，对患者及其家庭和社会均造成非常大的负面影响。

近年来，偏头痛特别是先兆性偏头痛（migraine with aura，MWA）被认为是脑卒中的危险因素，尤其是在无高血压、糖尿病和心房颤动等传统脑卒中危险因素的人群中。偏头痛的表现为反复发作的单侧、中重度搏动性头痛，常伴恶心、呕吐、畏光、畏声。我国约 1/7 偏头痛患者有先兆症状，包括闪光、盲点等视觉变化或面部刺痛感。女性患偏头痛的概率是男性的 2～3 倍，高雌激素状态会增加先兆性偏头痛、静脉血栓栓塞和卒中的风险，先兆性偏头痛与多种卒中危险因素有关，如高血压、高脂血症、糖尿病、吸烟、心房颤动和卵圆孔未闭。在女性人群中，先兆性偏头痛还与内皮活化的生物标志物、使用激素避孕药、妊娠和静脉血栓栓塞有关，这可能是青年女性偏头痛患者中缺血性脑卒中发病率较高的原因。与先兆性偏头痛相关的缺血性脑卒中更常见于偏头痛发作频率高、使用激素避孕药、妊娠和先兆子痫的年轻女性（<45 岁）。

流行病学调查表明，偏头痛患者，尤其是有先兆性偏头痛患者缺血性脑卒中的发生率为 0.6%～13.1%，先兆性偏头痛发生缺血性脑卒中的风险相较正常人大约增加 1 倍，对于年龄 <45 岁且偏头痛发作频繁的女性，发病风险更高。但对于无先兆性偏头痛患者，风险并无明显增加。另有研究表明，在先兆性偏头痛女性中，若同时存在吸烟及口服避孕药史，其缺血性脑卒中的发病率将高出 7 倍。

2017 年的一项病例对照研究表明，先兆性偏头痛仅对于女性而言是缺血性脑卒中的危险因素之一，而对男性不是。因此，两者的关联在没有其他常见危险因素的年轻女性中更为突出。

2023 年中华医学会神经病学分会发布的《中国偏头痛诊断与治疗指南》指出，良好的患者教育是偏头痛全程管理的基础。比如：患者记录头痛日记，保持健康的生活方式，如规律的运动与作息、限制酒精摄入、避免各种诱因等，目前偏头痛虽然无法根治，但可有效控制，应正确合理使用急性期药物，及时启动预防性治疗。

目前，在专科医生的指导下可选择偏头痛急性发作期非特异性治疗药物（如对乙酰氨基酚、布洛芬、双氯芬酸、萘普生、吲哚美辛等）、偏头痛急性发作期特异性治疗药物（如利扎曲普坦、佐米曲普坦、舒马普坦等）、发作性偏头痛预防性治疗药物（如普萘洛尔或美托洛尔、阿米替林、文拉法辛、丙戊酸盐、左乙拉西坦、氟桂利嗪、坎地沙坦等）。服药应该严格遵医嘱，并仔细阅读药物说明。有很多偏头痛患者对药物治疗依从性差、疗效欠佳或不能耐受不良反应，导致急性镇痛药的滥用和头痛的慢性化；且能够推荐给儿童和妊娠期偏头痛患者的药物极其有限。随着对偏头痛认识的不断深入和非药物防治经验的积累，非药物疗法如针灸疗法、放松训练、热生物反馈结合放松训练、肌电反馈和认知行为疗法等，在偏头痛的防治中发挥了重要作用。对于偏头痛患者脑卒中的一级预防虽无指南或共识，但对于 45 岁以下有先兆偏头痛的女性，应强烈建议其戒烟，并行口服避孕药和激素替代治疗（特别是含雌激素类）。

（二）口服避孕药

口服避孕药的使用已被确定为年轻及中年女性脑卒中的风险因素之一，既往报告服用小剂量雌激素避孕药者，发生血栓栓塞事件的相对风险为未服用者的 1～2 倍，口服含低剂量雌激素（20 μg 乙炔雌二醇）避孕药者发生缺血性脑卒中的相对风险较未服者增加了 0.9～1.7 倍，且风险呈剂量依赖性，也有学者发现孕激素类型不影响卒中，但当口服避孕药中的雌激素剂量超过 50 μg 时，缺血性脑卒中风险则显著增加。同时一项荷兰的研究发现使用口服避孕药的女性伴随吸烟、高血压、高胆固醇血症、糖尿病、肥胖症时的风险均显著增加。尤其是患有高血压的女性服用甾体避孕药调整后的卒中发病率明显高于使用宫内节育器的女性，且出血性脑卒中发病率明显高于缺血性脑卒中发病率。同时，当偏头痛女性合并有服用避孕药、吸烟等危险因素时，脑卒中发病风险显著升高，其中具备口服避孕药和偏头痛（伴或不伴先兆）可使缺血性脑卒中的发病风险增加 4～6 倍，具体发病机制目前尚不清楚，可能是口服避孕药导致的血液高凝状态增加了偏头痛女性的反常栓塞风险。

2017 年，欧洲头痛联合会和欧洲避孕与生殖健康协会发表的共识中明确指出：在服用激素类避孕药时，应对女性是否合并偏头痛、偏头痛类型（有无先兆）、偏头痛发作频率及常规血管危险因素进行临床评估。女性在服用口服避孕药前，应测量血压，并评估卒中风险，如高血压、糖尿病、高脂血症、肥胖、偏头痛等。35 岁以上的女性不建议使用口服避孕药。同时，具有吸烟、高血压、糖尿病、偏头痛或血液高凝状态等危险因素的女性，也不推荐使用口服避孕药。服药前应咨询医生，了解药物成分、作用机制、剂量和服用方法。在服用口服避孕药期间，应定期进行妇科检查，包括乳腺检查、血压监测和宫颈细胞学检查等。注意观察身体变化，如出现异常出血、乳房胀痛、头痛、视物模糊等症状，应及时就医。

（三）饮食不均衡与不良生活方式

1. 饮食和营养不均衡

由于女性超重和肥胖的比例不断上升，与营养相关的慢性疾病（如心脑血管疾病和糖尿病）也随之增加，坚持健康的饮食习惯已成为一项突出的全球健康倡议，但动机心理学的研究表明，只有部分人会采取健康的饮食方式。1980—2013 年，全球范围内 BMI ≥ 25 kg/m² 的成年女性比例从 29.8% 增加到 38.0%。2022 年的一项研

究显示，中国 18 ~ 49 岁育龄女性的超重率和肥胖率分别为 20.05%
和 6.08%，2013—2019 年，育龄女性的体重超重率和肥胖率显著
上升。

一项前瞻性研究收集了 71 768 名年龄在 38 ~ 63 岁没有心血管
疾病或糖尿病史的女性相关饮食信息，研究者通过进行因子分析，
确定了受试者两种主要的饮食模式："谨慎型"和"西方型"。"谨
慎型"饮食特点是水果、蔬菜、豆类、鱼类和全谷物的摄入量较
高；而"西方型"饮食特点则是红色、加工过的肉类，精制谷物，
甜食的摄入量较高。在 14 年的随访期间，研究者发现了 791 例女性
患上脑卒中，其中有 476 例缺血性脑卒中和 189 例出血性卒中。在
调整了潜在混杂因素后，研究结果表明，"西方型"饮食结构，总
卒中的相对风险为 1.58，缺血性脑卒中的相对风险为 1.56；而"谨
慎型"饮食结构，总卒中的相对风险为 0.78，缺血性脑卒中的相对
风险为 0.74。据估计，在高收入国家，盐摄入过量占脑卒中疾病负
担的 18%，而中低收入国家这一比例高达 24%。一项纳入 123 项队
列研究的系统综述发现，蔬菜的膳食摄入量越高，首次卒中的风险
越低。

《中国孕妇、乳母膳食指南（2022）》推荐备孕女性每日摄取
300 ~ 500 g 蔬菜、200 ~ 300 g 水果、40 ~ 65 g 瘦畜禽肉、40 ~ 65 g 鱼
虾、50 g 蛋类、300 g 奶类、25 g 油，加碘食盐 5 g，少吃糖和甜食。
已有证据表明，补充叶酸可降低卒中发生风险。其次，应注重食物
种类的多样化，合理搭配。*The Lancet* 发表了针对卒中人群提出的全
面膳食参考框架，包括高摄入蔬菜、水果、全谷类、豆类、坚果和
不饱和油脂；海产品和禽肉的低到中等摄入量；且无或低摄入红
肉、加工肉类、添加糖类、精制谷物、淀粉类蔬菜。

2. 不良生活方式

多项研究证据显示，吸烟、饮酒、缺乏锻炼是 IS 重要的独立危
险因素。据调查，心血管疾病青年女性患者吸烟率在 4.4% ~

27.0%，《2015 中国成人烟草调查报告》显示，中国 15 岁及以上成人吸烟者中，女性吸烟率为 2.7%，年龄 ≤44 岁的青年女性吸烟率为 2.4%。女性吸烟率随年龄增加而增加，65 岁及以上年龄组最高，为 6.9%；15 ~ 24 岁年龄组最低，为 0.5%；25 岁及以上年龄组日平均吸烟量在 8.3 ~ 13.2 支。吸烟还会导致血脂异常和体重增加，并且增加 2 型糖尿病的发生率，加重动脉粥样硬化的发生发展。一项纳入了 11 998 名 30 岁以上女性的自然人群队列研究显示，女性饮酒率近 19%。脑血管疾病是饮酒导致死亡的原因之首，是吸烟导致死亡的第四大原因。在运动锻炼方面，有学者在调查成人女性低度参与运动的原因中：感觉体力不足、不喜欢从事太累与需花费时间较长的运动为主要的个人因素；另外一项针对城市职业女性运动的调查研究发现，没有规律运动的职业女性占一半以上。肢体锻炼在预防血管性脑损伤、认知功能下降和痴呆方面都具有潜在作用。*JAMA* 杂志发表的一项研究表明，即便是轻微的体力活动也有利于大脑健康，相反，久坐的时间越长，认知功能越差。

因此，根据《中国脑卒中防治指导规范（2021 年版）》建议：吸烟者应戒烟，不吸烟者应避免被动吸烟（含电子烟）；饮酒者应减少饮酒量或戒酒，对于不饮酒者，建议保持不饮酒；健康成年人从事有氧运动，每周 3 ~ 4 次，每次持续约 40 min 中等或以上强度的有氧运动（如快走、慢跑、骑自行车或其他有氧运动等）；推荐日常工作以静坐为主的人群每静坐 1 h 站起来活动几分钟，包括那些每周已有推荐量的规律运动者。有心血管疾病的女性应先评估心脏功能，选择适合自己的运动，如有氧运动、抗阻运动、柔韧性运动（步行、肩部、腰部放松运动等）。

（四）面部自体脂肪填充

注射合成面部填充剂是一种广泛使用的微创面部美容治疗，通过吸脂获得的自体脂肪用作面部填充剂，这种方法在世界尤其是在亚洲广受欢迎。临床数据显示，近年来随着美容业的快速发展，越来越多的爱美人士选择面部填充美容技术，其过程是通过抽取身体其他部位的脂肪，经过净化提纯，得到活性自体脂肪细胞，然后将其注射到面部需要填充的部位，如太阳穴、额头、泪沟、法令纹、鼻基底、下颌、颊部等。但面部自体脂肪填充使用的增加也导致相关并发症的发生逐年增多。一方面，填充部位通常面部血管丰富，如额部、鼻根部以及双侧颞部，如果不慎将脂肪细胞注射到血管中，最严重的并发症眼动脉脂肪栓塞、脑动脉脂肪栓塞等，可导致失明、缺血性脑卒中。另一方面，研究显示面部脂肪填充通常需要全身麻醉或静脉镇静，并且与更高的术后淤伤、肿胀发生率，更长的恢复时间和更高的发病率相关，包括脂肪栓塞和脑栓塞。

国内外学者均有报告，引起 IS 的原因主要是指脑血管内被脂肪栓子不同程度堵塞，导致脑血管内血液供应障碍，引起局限性脑组织缺血性坏死。2014 年，韩国学者进行的全国性调查，报道了 44 例患者在行面部美容注射后出现不同程度的视力缺损等并发症，患者行 MRI 后发现，有局灶性及多灶性 IS 患者 12 例、对侧偏瘫患者 4 例、发音障碍患者 2 例。2020 年，发表于 *The Lancet* 杂志上的一份病例报告描述了一名 35 岁女性在接受左侧大腿内侧抽脂和面部自体脂肪填充手术后，出现了左侧肢体偏瘫和麻木的症状。进行颅脑 CT 和 MRI 检查后，发现患者因脂肪栓塞导致了急性缺血性脑卒中。经过一系列的药物治疗和康复训练后，患者最终出院。面部自体脂肪填充在进行注射时，针头有可能刺入小动脉，导致脂肪进入，持续推注的压力使脂肪沿小动脉逆行经面动脉、颈外动脉至颈内动脉，造成大脑中动脉栓塞事件，这是诸多学者将面部自体脂肪填充作为青年女性卒中危险因素的原因之一。《中华神经科杂志》曾报道 2 例面部自体脂肪移植术中并发急性缺血性脑卒中的病例，其中 1 例患者因脂肪栓塞右侧颈内动脉而致大面积缺血性脑卒中和脑疝形成，最终死亡；另 1 例患者术中并发急性缺血性脑卒中及眼动脉栓塞而遗留单眼永久性失明。

因此，面部自体脂肪填充术中患者出现突发意识改变、偏瘫、单眼失明等表现时，应警惕并发急性缺血性脑卒中的可能。

（五）代谢综合征

代谢综合征（MS）是多种代谢异常聚集的病理状态，由腹型肥胖、血脂异常（高甘油三酯、低高密度脂蛋白）、高血压、胰岛素抵抗或糖代谢异常引起，部分标准还涉及微量白蛋白尿、高尿酸血症、炎症和血栓前状态增高，这些都是心血管疾病的风险因素。MS 常伴随肥胖、2 型糖尿病，可使缺血性脑卒中发病率增加 70%，与脑卒中高风险相关。MS 中血糖升高、血压升高、腹型肥胖、高密度脂蛋白胆固醇降低均可增加脑卒中的发病风险。根据我国 MS 诊断标准，糖尿病或糖代谢异常、高甘油三酯和（或）低高密度脂蛋白胆固醇、肥胖患者属于 MS 人群。作为相互关联危险因素的组合疾病，MS 直接促进动脉粥样硬化性疾病的发生。既往研究显示，国内 MS 患者心脑血管疾病患病率和死亡风险是非 MS 患者的 2～3 倍。对 5 项队列研究的荟萃分析显示，MS 可能是脑卒中在发病率或死亡率方面的预测指标。将具有危险因素的女性人群纳入规范化管理，在预防和治疗中采取不同措施，积极控制相关危险因素是有效手段。具体措施如下。

1. 增加水果、蔬菜及富含蛋白质食物的摄入

饮食上水果和蔬菜中的一些营养素，如维生素 C、维生素 E、类胡萝卜素和类黄酮，可以通过发挥抗动脉粥样硬化、抗血栓形成和抗炎作用来减轻脂质过氧化，促进血管松弛，改善血管内皮功能。鱼类中鱼蛋白具有延缓脂质吸收和促进脂质排泄的能力，同时鱼类中的不饱和脂肪酸含量高，被认为可以通过减少促炎细胞因子表现出抗炎特性，并对胰岛素敏感性、血管功能产生有益影响。乳制品对血管的保护作用来源于矿物质（钙和钾）、蛋白质和脂肪酸。钙和钾可防止脂肪堆积，阻碍胆汁酸吸收并降低低密度脂蛋白胆固醇含量等。乳清蛋白可抑制血管紧张素转化酶活性，导致血管紧张

素 II 抑制，通过上调脂肪酸合酶基因的表达来降低甘油三酯、总胆固醇和低密度脂蛋白胆固醇含量。

2. 规律进行体力活动

体力活动已被证明可增加脂肪组织中的脂肪代谢，世界卫生组织（World Health Organization，WHO）提倡个人每周进行 ≥150 min 的中等体力活动或每周 ≥75 min 的剧烈体力活动。

3. 保证睡眠时间

睡眠时间不足可能会降低瘦素含量并增加生长素释放肽，导致食欲增加、体重增加、腰围增大和血糖控制中断。睡眠不足还可激活交感系统，刺激肾素 – 血管紧张素 – 醛固酮系统并增加中枢儿茶酚胺合成，致血管收缩，血压升高。

（六）风湿免疫性疾病

风湿免疫性疾病是由多种致病因素参与的系统性疾病，可累及全身多个脏器，异质性强，病种复杂，包括系统性红斑狼疮、炎症性肌病、系统性血管炎、系统性硬化症、干燥综合征、类风湿关节炎、强直性脊柱炎、骨关节炎、痛风性关节炎、成人斯蒂尔病、抗磷脂综合征、免疫球蛋白 G4 相关疾病、复发性多软骨炎和自身炎症性疾病等。常见的类型包括类风湿关节炎（RA）、系统性红斑狼疮（SLE）、抗磷脂综合征（APS）和血管炎等。这些疾病不仅影响特定器官，还可能与心血管疾病的风险增加有关。为了评估类风湿关节炎、银屑病和银屑病关节炎、系统性红斑狼疮、强直性脊柱炎等对心血管事件的风险，研究者进行了一项全面的分析，该分析纳入了 54 项研究，涵盖了超过 2 410 万人的数据，结果显示自身免疫性疾病的存在与冠心病死亡率、非致命性心肌梗死和非致命性脑卒中的风险增加有关。具体来说，风险分别提高了 49%、42% 和 47%。此外，类风湿关节炎、系统性红斑狼疮和银屑病（特别是伴有关节炎的情况）与心肌梗死和脑卒中的高风险有显著的相关性。另外一项队列研究显示，50 岁以下患有系统性红斑狼疮、系统性硬化症或系统性血管炎的患者发生缺血性脑卒中的风险显著升高。这些发现强调了风湿免疫性疾病在心脑血管疾病健康中的重要性，并提示我们需要对这些患者进行更密切的监测和可能的预防性干预。特别是对女性患者，风湿免疫性疾病与脑卒中之间的病理联系显得尤为重要，这种联系是多方面的，涉及炎症、血管损伤、血液高凝状态等多个因素。此外，自身免疫病也是围产期卒中的危险因素。以下是一些可能的具体病理机制。

慢性炎症：风湿免疫性疾病通常伴随着慢性炎症反应，这可能导致血管内皮损伤，加速动脉粥样硬化的发展，从而增加脑卒中的风险。

血管炎：某些风湿性疾病，如系统性红斑狼疮和大动脉炎，可以直接导致血管炎症，引起血管狭窄或闭塞，增加脑卒中的风险。

高凝状态：风湿免疫性疾病患者可能存在血液高凝状态，这意味着血液更容易凝固，形成血栓。这些血栓可能阻塞脑血管，导致缺血性脑卒中。

自身抗体：风湿免疫性疾病患者体内可能产生针对自身组织的抗体，如抗磷脂抗体（antiphospholipid antibody，APLA），这些抗体的形成和脑卒中风险增加有关。

药物治疗：某些治疗风湿免疫性疾病的药物，如皮质类固醇和免疫抑制剂，可能会影响血压、血糖和血脂水平，这些因素都是脑卒中的已知危险因素。

传统危险因素：风湿免疫性疾病患者可能更容易出现传统的脑卒中危险因素，如高血压、糖尿病和高脂血症。

生活方式因素：风湿免疫性疾病可能导致身体活动受限，进而影响生活方式，如缺乏运动、不健康的饮食习惯等，这些因素都可能增加脑卒中的风险。

激素影响：女性激素水平的变化可能影响免疫系统和血管健康，尤其是在生育期女性中，这可能与某些风湿免疫性疾病的发病和脑卒中风险增加有关。

结合女性更常见的自身免疫性疾病，这些疾病与脑卒中风险增加之间的关联如下。

1. 系统性红斑狼疮

系统性红斑狼疮（SLE）是一种系统性自身免疫病，以全身多系统多脏器受累、反复的发作与缓解、体内存在大量自身抗体为主要临床特点，如不及时治疗，会造成受累脏器的不可逆损害，最终导致患者死亡。SLE 好发于生育期女性，发病年龄多为 15～40 岁，女男比例为（7～9）：1，研究表明 3%～20% 的 SLE 患者在其病程中会发生 AIS，通常在确诊的前 5 年，与其相关的机制包括动脉粥样硬化的加速、血液高凝状态、疣状心内膜炎和脑血管炎。有荟萃分析证实，SLE 患者 AIS 发病率是普通人群的两倍，随着年龄的增加，其发病风险随之增高。相比于普通人群，AIS 传统危险因素如高脂血症、糖尿病和高血压在 SLE 患者中明显增加。

对患有 SLE 的生育期女性，需要在专科医生的指导下尽早控制疾病活动，预防和减少疾病复发，控制那些"看不见"的器官损伤，改善预后并提升生活质量。在规律、合理的药物治疗下，调整生活方式有助于 SLE 治疗，并遵循下述原则：避免接触对皮肤有害的危险物质（如染发剂、文眉剂）、防晒、适度运动、注重心理支持、戒烟、补充维生素 D。

2. 类风湿性关节炎

类风湿性关节炎（RA）是一种以侵蚀性、对称性多关节炎为主要临床表现的慢性、全身性自身免疫性疾病，研究显示，大约 70% 的类风湿性关节炎患者是女性，80% 的患者年龄为 35～50 岁，且女性患者致残率显著高于男性，血管炎是关节外表现的基础，是 RA 伴发心脑血管疾病的基础，是疾病预后不良的重要原因。据报道，RA 患者 IS 的患病概率是普通人群的 2.66 倍，女性患者 IS 发生率高于男性。大量研究发现 RA 患者合并心血管疾病或心脑血管疾病的风险会增加，与普通人群相比，RA 患者的心血管疾病死亡率增加50%，主要的危险因素有病程长、疾病的活动度高、高胆固醇血症、肥胖、糖尿病、吸烟。与 1 型糖尿病相比，2 型糖尿病对于 RA 合并心脑血管疾病的作用更为显著，年龄、性别亦会影响患病风险。另外，细胞因子、自身抗体、细胞调节、抗风湿药物的应用以及基因易感性也可能增加心脑血管疾病的风险。RA 患者易发心肌梗死和脑卒中，超过 40% 的 RA 患者死于心血管疾病，且发病年龄较一般人群低，这类患者会因为心血管疾病和感染的发生，死亡率持续增加。因此，对于 RA 的管理至关重要。

RA 患者应在专科医生的指导下，规律、正确、规范地用药并定期复查，以监测药物的不良反应及病情活动指标，医生会根据病情变化及时调整药物，患者应避免自行停药或换药。同时，应均衡饮食，适当食用高蛋白、高维生素、高钙、高铁饮食，多食新鲜鱼类、青豆、豆腐及橄榄油等，改善自身营养状态，提高抗病能力。保持 RA 患者居住环境适当的温度及湿度，避免潮湿及受凉等诱发类风湿关节炎的环境因素。避免感染及过度劳累，生活规律，以免加重关节症状。在关节炎症缓解期可正常学习、工作、生活，积极参与社会活动，坚持功能锻炼以缓解疼痛、减少畸形。尽可能在疾病的早期开始，锻炼以活动后 2 h 体力恢复或次日不感到过度疲惫为宜。在关节疼痛、肿胀明显时应避免过度活动，以免加重关节损伤。定期进行关节伸展运动，避免肌肉萎缩。常进行踢腿、水中行走以锻炼关节功能，但要避免长时间上楼梯、登山等容易加重关节损伤的活动。

3. 抗磷脂综合征

抗磷脂综合征（APS）是一种以反复血管性血栓事件、复发性自然流产、血小板减少等为主要临床表现，伴有抗磷脂抗体（APLA）持续中、高滴度阳性的自身免疫病。通常分为原发性 APS 和继发性 APS，后者多继发于系统性红斑狼疮、干燥综合征等结缔组织病。APS 临床表现复杂多样，全身各个系统均可受累，最突出的表现为血管性血栓形成。有研究显示，年龄<45 岁的不明原因脑卒中患者中 25% 的患者 APLA 阳性。在一项为期 10 年、涉及 1 000 名患者的多中心前瞻性研究中，研究者们调查了 APS 的发病率和死亡率。研究结果显示，最常见的血栓事件包括脑卒中、短暂性脑缺血发作、深静脉血栓形成和肺栓塞。APS 通常女性多见，女：男为9：1，好发于中青年。目前，APS 作为一种具有异质性临床病理表现的促血栓形成自身免疫性疾病，是 AIS 和 TIA 的公认病因。越来越多的人认识到受 APS 影响的脑血管病变范围扩大了，包括白质高密度、皮质萎缩和梗死，这些病变可能会产生临床上重要的神经认知后遗症。

根据《抗磷脂综合征诊疗规范》，治疗 APS 的主要目标是预防血栓形成，并且对于生育期女性，还应避免妊娠失败。治疗方案应根据每个患者的具体情况进行个性化定制，综合考虑包括临床表现、病情严重程度以及对治疗药物的反应等因素。长期充分的抗凝治疗是治疗血栓性 APS 的核心。对于妊娠期的患者，在产科和风湿科医生的共同指导下，可以根据不同的妊娠临床表现、既往血栓病史和病理妊娠史，考虑使用小剂量阿司匹林或低分子肝素。除了药物治疗，治疗计划还应包括加强对患者的教育，以提高治疗依从性和改善生活方式。这些措施共同构成了全面的 APS 管理策略。

四、日常健身运动导致的脑卒中

随着生活水平的提高，许多女性出于对美的追求，选择进行瑜伽作为减肥和塑造体形的运动。然而，有报告指出，练习瑜伽可能导致脑卒中。在瑜伽练习中，需要活动身体的各个关节，并拉伸关节周围的肌肉和软组织。特别是一些动作需要过度拉伸颈部关节周围的肌肉和软组织才能做到，这可能导致颈部动脉夹层的形成。根据《中国颈部动脉夹层诊治指南》，夹层的形成有多种原因，包括颈部按摩、某些体育活动（如举重、羽毛球、高尔夫球、网球等）。国内也有报告指出，不规范的推拿按摩也可能引起颈部动脉夹层。此外，其他可能导致颈部动脉夹层的危险因素还包括颈部剧烈活动、分娩、剧烈呕吐、咳嗽、打喷嚏、接受麻醉和心肺复苏等。那么，什么是动脉夹层，它又是如何引发脑卒中的呢？

动脉夹层是指由某种因素造成血管壁内膜撕裂，血液进入内膜下层形成血肿的病理性变化，引起血管腔狭窄甚至闭塞，可导致IS，严重时可危及生命。颈部动脉夹层（cervical artery dissection，CAD）包括颈动脉夹层和椎动脉夹层，是导致中青年IS的重要原因。发表在 Neurology 的一项多中心研究，纳入了968例颈动脉夹层的患者，发现高达40%的CAD患者合并颈部外伤史，其中88%为轻微颈部外伤。这似乎与CAD较低的发病率矛盾，因此，也有专家提出，或许轻微颈部外伤史仅是动脉夹层的诱因。颈动脉夹层导致的AIS发病机制有2种，一是动脉壁间血肿迅速扩大，导致管腔迅速变窄，远端血流不足，造成血流动力学障碍；二是夹层处的栓子脱落至远端，造成远端动脉血流中断。因此，不恰当的按摩、刮痧行为所带来的外力可使颈部血管内膜局部撕脱，内膜剥脱血液流入其管壁内形成壁内血肿，继而引起动脉狭窄、闭塞或动脉内膜改变。当血肿聚集在动脉内膜和中膜之间时可导致动脉管腔狭窄或闭塞。即使没有发生脑卒中，也可能会影响脊髓，导致瘫痪。

CAD中尤其是椎动脉夹层，与颈部手法治疗之间存在流行病学联系。所以当按摩过程中出现后颈部、枕部疼痛时，尤其是疼痛性质发生改变时，需警惕颈动脉夹层的发生，及时停止按摩推拿。目前，颈部推拿按摩与颈动脉夹层直接的因果关系还缺乏循证医学证据，但两者之间的流行病学相关性不容忽视。CAD是否在按摩过程中促发或加重尚不明确。因此，在进行按摩、推拿、刮痧等可能影响颈部血管的活动时，应谨慎行事，必要时应前往医院评估是否有禁忌证后再进行。或者，如果出现任何不适，如恶心、呕吐、颈部疼痛或头痛，<u>应立即停止按摩</u>并寻求医疗建议。建议患者前往有卒中中心的急诊科或神经内科进行必要的血管评估和及时的治疗，以降低发生脑卒中的风险。

五、缺血性脑卒中对女性生育的影响

对于有脑卒中病史的女性，计划妊娠或已妊娠时，确实存在一些特殊的管理和注意事项。虽然目前相关研究相对较少，涉及的病例数不多，但现有的临床观点认为，有卒中史并不是年轻女性在未来妊娠的禁忌。然而，这些女性在妊娠期间确实面临更高的并发症风险，因此，需要更大的样本量和更多的研究来改善管理和减少妊娠相关并发症。对于这类女性，建议在多学科团队的背景下接受咨询，进行全面的风险评估和管理，以确保母婴安全。根据《关于缺血性卒中后女性妊娠以及针对不育、避孕和绝经期进行激素治疗的共识文件》，主要包括以下几点。

（1）根据现有的数据，有卒中史的女性将来可以妊娠。①将来妊娠。经临床专科医生评估为低危状态的孕妇可考虑在妊娠早期使用低分子肝素或普通肝素治疗，妊娠中期和晚期服用小剂量阿司匹林。②二级预防。不推荐被定义为低危状态的孕妇使用除阿司匹林以外的其他抗血小板药；被定义为高危状态的孕妇妊娠第 6 ~ 12 周期间以及接近分娩时应避免使用维生素 K 拮抗剂，以避免抗凝作用对胎儿产生的影响。在上述时期应单独使用低分子肝素或普通肝素，或在整个孕期低分子肝素与维生素 K 拮抗剂交替使用，目标国际标准化比值（INR）与患者在妊娠早期使用维生素 K 拮抗剂时的个体化目标 INR 值相同。接受新型抗凝药治疗的高危状态孕妇应在妊娠第 6 ~ 12 周接受低分子肝素或普通肝素治疗，而在其他时间段使用华法林。维生素 K 拮抗剂的目标 INR 要参考基础疾病，另一种选择是在整个妊娠期使用低分子肝素或普通肝素。

（2）分娩方式。自然分娩可能优于剖宫产，剖宫产的选择应基

于产科指征而非既往卒中史。针对既往有卒中史的孕妇，关于分娩方式的研究数量较为有限。一项研究对 115 名有卒中史女性的分娩方式进行了调查：88 例（77%）为顺产，19 例（17%）为剖宫产，8 例（6%）分娩方式不明。另有研究报告，在有卒中史的 29 名孕妇中，足月分娩 21 名，早产 8 名；9 名（31.1%）为剖宫产，1 名（3.4%）为产钳助产，19 名（65.5%）为顺产；卒中无复发。

（3）引产。药物引产时可继续使用阿司匹林。引产前 24 h 应停止使用治疗剂量的低分子肝素或普通肝素，若无禁忌证可在 24 h 内重新启用低分子肝素或普通肝素。维生素 K 拮抗剂可在分娩后 24 h 重新启动，无须负荷剂量。

（4）哺乳期。可推荐在哺乳期服用小剂量阿司匹林，不推荐在哺乳期给予除阿司匹林以外的抗血小板药。可推荐在哺乳期使用维生素 K 拮抗剂。哺乳期应避免使用新型抗凝药，若有必要，可用低分子肝素或普通肝素或维生素 K 拮抗剂替代。据报道，产妇服用阿司匹林总量的 4% ~ 8% 会直接通过乳汁传输给婴儿，由于阿司匹林的清除半衰期很长，因此常导致婴儿体内的毒性蓄积。此外，大剂量阿司匹林（2 ~ 4 g/d）与婴儿的代谢性酸中毒、血小板功能障碍的理论风险、消化道出血和瑞氏综合征有关。

（5）卵巢刺激。在既往有卒中史的女性中不推荐进行卵巢刺激。迄今尚未进行过关于卵巢刺激对既往有卒中史女性影响的研究，因为既往有卒中史的女性不太可能接受卵巢刺激。据推测，使用促性腺激素进行卵巢刺激后出现的雌二醇水平升高可能会引起血液高凝状态，进而导致动脉或静脉血栓形成。卵巢过度刺激综合征（ovarian hyperstimulation syndrome，OHS）患者常发生卒中，但卵巢刺激后不发生 OHS 的患者也可发生卒中。

（6）激素避孕。不推荐既往有卒中史的女性使用口服避孕药。一份由多学科专家共同制定的共识文件，为有卒中史的女性在激素治疗方面的长期管理提供了基于循证医学证据的建议。这些建议大多基于观察性研究，所以其推荐强度有限。在对现有文献进行了全面的回顾之后，专家们建议，有卒中史的女性应接受长期的跟踪随访。通过遵循这份共识文件的指导，并参与未来计划中的有卒中史生育期妇女的国际临床试验注册研究，我们可以更好地了解妊娠对卒中风险的潜在影响，以及它对母亲及其孩子未来心脑血管健康风险的影响。

六、女性缺血性脑卒中患者的备孕时机

IS 病史不是妊娠禁忌证，但需注意的是妊娠合并症如先兆子痫或子痫及早产等妊娠并发症，均会增加卒中发生的风险。对于女性 IS 患者应在肢体无力、言语障碍、吞咽障碍等症状得到有效控制，并且医生认为状况稳定后再开始妊娠准备。建议有妊娠计划的女性应协同卒中专科医生及生殖内分泌专科医生共同制订备孕计划，以确保身体状态允许妊娠并减少妊娠对健康的影响。

七、女性缺血性脑卒中患者备孕时需要做的准备

对于生育期女性而言，有 IS 病史者发生严重妊娠合并症、胎儿早产或死亡的概率增加，因此妊娠及其对卒中复发的影响是该部分人群卒中管理的一部分，除预防妊娠过程卒中复发外，妊娠过程顺利，胎儿健康也是需提前考虑的重要因素，因此，孕前咨询及准备至关重要。

备孕期间需要联系卒中卫生专业人员与具有产科专业知识的卫生专业人员，共同解决卒中二级预防相关的危险因素和药物管理问题以助于减少长期后遗症，通常需要神经科、妇科和内分泌科专家的协力管理。具体体现在以下几个方面。

（1）病因管理。有卒中史的育龄女性患者妊娠前应尽可能进行卒中病因筛查，并根据病因制订适当的二级预防策略。

（2）调整生活方式。就健康饮食、定期锻炼、达到正常体重指数范围、戒烟、控制饮酒以及其他可能降低妊娠期间卒中复发风险

的生活方式因素进行咨询。

（3）药物管理。联系专科医生就当前服用的药物进行检查，评估药物的潜在致畸可能性，制订个性化的治疗计划，最终目的是降低整个受孕、妊娠、分娩和产后卒中风险。在可能的情况下，考虑在整个备孕期、妊娠期、哺乳期（从受孕前到母乳喂养）使用合理且安全性高的药物，尽量减少这个时期换药次数。

（袁平乔　李叶玲　张盟若　张雨薇　李铭　张伶姝　张露
胡琳雪　吴晓妍　陈爱迪）

第二节　产前篇

一、妊娠相关脑卒中发病情况

妊娠相关脑卒中系指妊娠期或产褥期女性发生的脑卒中，主要包括缺血性脑卒中和出血性脑卒中两大类，也包含特殊类型脑卒中，如静脉窦血栓、蛛网膜下腔出血、可逆性脑后部白质脑病等。妊娠相关脑卒中发生率为 13.4/10 万人，其中出血性脑卒中占所有妊娠相关脑卒中的 60%，缺血性脑卒中占 40%。妊娠相关脑卒中死亡数占妊娠期或产褥期女性死亡数的 17%，虽然妊娠相关脑卒中发病率相对较低，但其危害严重，有超过 12% 孕产妇的死亡可归因于妊娠相关脑卒中。由于妊娠期相关生理变化，如血压升高、血液高凝状态、常规血管危险因素等，另外青年人群的心血管病危险因素，如高血压、糖尿病和肥胖等越来越多，妊娠相关脑卒中危险因素和发病率亦不断上升。其发病率在分娩前后明显升高，主要发生在产前 3 个月及产后 6 周内，女性在妊娠期及产褥期发生缺血性脑卒中的危险性增加 8.7 倍，而出血性卒中的危险性最高可增加 28.3 倍。

二、妊娠相关脑卒中的疾病负担

尽管妊娠期脑卒中的总体发病率相对较低，但其后果可能相当严重。卒中的影响取决于其类型、严重程度以及患者接受的早期管理和二级预防治疗。妊娠相关脑卒中患者中，30%～50%的人可能会遗留不同程度的神经功能障碍，如肢体残疾、语言障碍、认知障碍或癫痫等，这些后遗症严重影响患者的日常生活及自理能力，并给患者家庭带来沉重的负担和显著的经济压力。

三、妊娠相关脑卒中常见的危险因素

（一）高龄

孕妇年龄超过35岁者的妊娠相关脑卒中发病率随年龄增加均呈增高趋势。

（二）高血压

妊娠高血压疾病主要包括子痫前期、子痫和妊娠高血压，是妊娠期及产后女性脑卒中的主要危险因素，尤其是子痫前期。妊娠期高血压可能会增加孕妇患脑卒中的风险，特别是 IS 的风险大约增加了29%，出血性脑卒中的风险大约增加了14%。研究显示，大约36%的妊娠期脑卒中女性伴有子痫前期。此外，罹患妊娠期高血压子痫前期或子痫的女性分娩前3个月发生 IS 的风险最高，子痫前期可以使妊娠期和产褥期女性 IS 的风险增加60%，产后1年更容易发生出血性脑卒中，且产后1年内脑卒中的风险持续存在。

妊娠期发生高血压相关脑出血应该以控制血压为重点，在妊娠条件下，美国心脏病协会认为当血压在（150～159）／（100～109）mmHg①时就需要干预血压，约50%轻、中度高血压患者经提

———————
① 1 mmHg≈133.32 Pa。

前干预可减少向重度高血压转化的可能，进一步降低卒中的发生风险，在降血压治疗时，应考虑对胎盘灌注的影响，建议对母体—胎盘—胎儿进行持续评估，以避免引发低血压或低灌注。进行规律孕检，对出现妊娠高血压先兆的孕妇，及时住院进行监测和治疗。产后检查项目应包括血压，并监测有无静脉血栓形成。子痫前期或子痫应按照目前产科相关指南进行处理，包括硫酸镁治疗，效果欠佳时予以地西泮或苯巴比妥。注意摄入易消化及富含蛋白、维生素、钙、镁、锌等的食物。对于高危产妇，推荐延长预防性抗凝治疗时间。同时，应警惕脑卒中的症状，如突然发生的严重头痛以及神经系统症状（包括意识、语言、肌力、视力、身体一侧的平衡或感觉）的突然改变等。对有卒中史的妇女进行产前和产时危险因素筛查。

（三）妊娠期糖尿病

妊娠期糖尿病是指妊娠前糖代谢正常或有潜在糖耐量减退，妊娠期才出现或确诊的糖尿病。部分妊娠期糖尿病患者在分娩后糖代谢可恢复至正常，但约50%的妊娠期糖尿病患者会在妊娠10年内发生2型糖尿病，其风险约是正常女性的7倍。妊娠期糖尿病其不仅与随后的2型糖尿病的高发和早发有关，还明显增加高血压、血脂异常、动脉粥样硬化及其他代谢性疾病的发生率。研究显示，妊娠前和妊娠期间患有糖尿病可能会显著增加患脑卒中的风险，其风险增加的比例大约是原来的27倍。这种情况可能是因为胰岛素抵抗引发了身体的炎症反应，并且影响了血管的正常功能。来自加拿大的研究显示，妊娠期糖尿病筛查试验异常（血糖 $\geqslant 7.8$ mmol/L 或 $7.2 \sim 7.7$ mmol/L）也会使脑血管疾病的风险增加。对于患妊娠期糖尿病的女性，10年内患糖尿病和心血管疾病的风险升高。患妊娠合并糖尿病（妊娠前已患1型或2型糖尿病或妊娠期患糖尿病）的女性需要多学科团队频繁、密切随访，以监测孕产妇和胎儿并发症。妊娠和产后的血糖监测、其他血管危险因素监测及血糖管理应遵循既定指南。对于有卒中史的妇女，如果评估妊娠糖尿病高危，可考虑在妊娠早期（在 20 周之前）进行葡萄糖耐量试验。医护人员应指导妊娠期糖尿病患者调整生活方式，以减少未来患脑卒中的风险。

（四）肥胖

美国心脏病协会的研究显示，如果妊娠前孕妇体重超过正常范围（$18.5\ kg/m^2 \leqslant BMI < 24.0\ kg/m^2$），她们在妊娠期间患脑卒中的风险会增加。具体来说，超重的孕妇患脑卒中的风险是正常体重孕妇的 1.27 倍，而肥胖孕妇则高达 1.89 倍。因此，孕妇应尽可能在产科医生或营养师指导下根据妊娠不同时段控制体重。

（五）其他原因

（1）剖宫产。相较于自然分娩，剖宫产可能会使孕妇患卒中的风险增加 3～12 倍。

（2）产程延长、多胎儿、巨大胎儿。

（3）孕产期感染可显著增加妊娠相关脑卒中的风险。

（4）动静脉畸形、血管瘤等。

（5）心脏病。有研究表明，有冠心病的孕妇患脑卒中的风险大幅增加，大约是普通孕妇的 9 倍。

四、妊娠相关脑卒中患者影像学检查有何特殊性

神经影像学检查在脑卒中确诊及再灌注治疗评估过程中是必不可少的手段，妊娠期脑卒中患者在选择成像方式时，需要考虑胎儿的安全性。妊娠期间发生 AIS，应快速使用 CT 或 MRI 进行神经影像学检查。

头部 CT 平扫由于辐射暴露，胎儿存在发生不良事件的理论风险，X 射线对未出生婴儿的剂量估计在 0.001～1 mSv，被认为是非常低的。胎儿在整个妊娠期间本底辐射吸收的预期累积剂量约为 1 mSv，限值为 5 mSv。在 CT 扫描中胎儿受到的辐射剂量取决于多

种因素，其中扫描范围、扫描参数（如管电压、管电流、探测器配置、节距等）等可人为控制。妊娠期脑卒中患者 CT 检查为头部，远离子宫，胎儿不在 X 射线的直接照射范围之内，因此胎儿不会直接受到辐射，而暴露于散射辐射。然而，散射产生的低水平辐射仍然可能对发育中的胎儿造成较小的伤害风险，所以应特别注意。

不同胎龄胎儿的辐射暴露风险不同：在胎儿器官形成过程中暴露于超过 100 mGy（吸收剂量单位）的辐射剂量可能会导致孕妇自然流产、胎儿生长抑制和认知风险。多项体模和临床研究发现，腹部和骨盆的单次 CT 检查对胎儿的辐射剂量范围在 10～50 mGy。美国妇产科学院肿瘤学家在实践指南中指出，胎儿在辐射剂量低于 50 mGy 时影响可以忽略不计。与胎儿的其他组织相比，胎儿的神经系统对电离辐射较敏感；当妊娠 8～15 周时，由辐射诱导的不可逆细胞损伤、细胞分化改变和神经元迁移受损，智力低下和小头畸形最为明显；在现有的资料中，妊娠 8 周前或 25 周后一般散射辐射暴露的新生儿中未发现严重智力障碍病例。

辐射对胎儿的影响尚不清楚，也无法准确地预测，可以确定的是其严重程度随着总辐射剂量的增加而增加，并且损伤发生的概率直接取决于辐射剂量。胎儿器官吸收辐射剂量随着胎龄的增加而减少，CT 检查中发育早期的胎儿，对电离辐射的不利影响高度敏感。国际放射防护委员会（International Commission on Radiological Protection，ICRP）报告称，超过 100 mGy 的辐射剂量可能会导致确定性的辐射敏感性。CT 检查对胎儿不同器官的平均绝对剂量范围在 1.12～5.98 mGy，吸收剂量在胎儿器官之间分布不均匀。据报道，胎儿骨骼和骨髓分别接收比其他组织高约 3.8 倍和 2.0 倍的吸收剂量。胎儿脑部吸收剂量与胎龄、孕体深度、母体脂肪厚薄存在显著相关性。当临床上需要对妊娠患者进行重复的标准剂量 CT 检查时，胎儿累积的吸收剂量可能会给发育中的胎儿和新生儿带来不可忽视的辐射危害和癌症风险。头部图像厚度为 10 mm 的 CT 扫描需要 >

100 次扫描才能等于累积的胎儿毒性辐射剂量，而 CT 血管造影扫描后静脉期的辐射暴露量是单相扫描的 2 倍，目前已知母体各种影像学检查方式的胎儿辐射暴露剂量详见表 3－1。放射成像中胎儿的吸收剂量，可用于评估各种 CT 扫描方案对孕妇和胎儿的辐射风险。有学者认为，头部非增强 CT 对胎儿电离辐射暴露可以忽略不计，对其安全性的担忧不应妨碍在妊娠期卒中病例中及时使用这种成像方式，扫描时应常规采用其他安全措施（如使用铅衣、铅围裙遮挡腹部和骨盆，尽量减少受照次数）。

表 3－1　各种影像学检查方式的胎儿吸收辐射剂量

检查方式	每次检查的估计胎儿吸收辐射剂量/mGy
X 线胸片	0.002
头部 CT	＜0.500
胸部 CT	0.200
腹部/盆腔 CT	29.000
多期 CT 成像（如腹部/盆腔 CT 和延迟成像）	58.000

　　MRI 对发育中的胎儿的潜在理论风险包括暴露于静态磁场（与可能的细胞变化有关）、脉冲射频（与热量增加有关）、变化梯度回波电磁场（与噪声增加有关）及使用钆基对比剂。妊娠早期暴露于 MRI 的胎儿死产、新生儿死亡、肿瘤或先天性异常的风险增加，而在妊娠后期，对胎儿目前没有已知的生物学影响。

　　临床所使用的扫描设备主要为 1.5T 和 3.0T MR 设备，3.0T MRI 因高场强带来的信噪比增益可以加快图像采集速度，但因担心对胎儿可能造成的损害及图像伪影，并非所有的检查方案都在 3.0T MR 设备完成。比吸收率（specific absorption rate，SAR）的增加，3.0T MR 设备扫描时产生的高噪声以及对胎儿听觉系统的影响，增加了对胎儿造成相关损害的风险，然而截至目前尚无 3.0T MR 设备会导致胎儿生长迟缓或听觉系统损伤的证据。

脑卒中常规评估方法为无创血管影像学检查，主要目标为评估大血管情况，包括 CTA 扫描及 MRA 扫描。此外，影像学灌注成像可使部分脑卒中患者（窗口期 6～18 h）于再灌注治疗中获益，妊娠期患者灌注成像需考虑对胎儿的安全性，在整个扫描期间对比剂的使用可能会对孕妇或胎儿带来一些安全问题。CTA 扫描时使用的碘对比剂可能通过简单扩散的方式穿过胎盘，有过敏反应史的妊娠期妇女在使用时过敏反应风险增加，可能对胎儿造成一定风险。根据现有的研究，CT 头部灌注扫描（CT perfusion，CTP）的辐射剂量在 0.2～9.0 mSv，CT 平扫、CTA、CTP 的累积辐射剂量估计为 11.48 mSv，辐射暴露不良事件的阈值被认为远高于急性脑卒中 CT 评估期间的吸收量，然而额外注射碘对比剂的风险尚未评估。另外，一项纳入了 26 项研究的系统评价结果显示，妊娠前或妊娠期间接触含碘造影剂可能会增加后代出现甲状腺功能障碍的风险。美国妇产科医师学会（american college of obstetricians and gynecologists，ACOG）指出尽管对比剂尚无已知危害，但通常建议仅在需要绝对获得额外的诊断信息时才使用，如大血管闭塞。

MRA 包括时间飞跃法 MRA（time of flight MRA，TOF - MRA）和对比增强 MRA（contrast enhanced MRA，CE - MRA）。CE - MRA 使用钆对比剂给药时，需评估患者获益与风险，目前对妊娠期使用钆对比剂的研究仅有相关的动物实验及回顾性研究。钆对比剂致畸作用的动物研究尚无定论，一些高剂量、重复剂量的研究中提示有致畸作用，而另一些研究中未报告该结局。临床中常用的 MRP，扫描时需静脉注射钆对比剂，可能导致一些严重的胎儿不良反应。妊娠早期 MRI 暴露的长期安全性回顾中，钆对比剂组患者患风湿、炎症性或浸润性皮肤病的风险高于未使用钆对比剂组，暴露于钆对比剂组中的妊娠期死产和新生儿死亡风险显著更高。ACOG 指南建议，在妊娠期，如果需要无创脑血管成像，TOF - MRA 是首选方法，尤其是在诊断结果能够显著改善母体或胎儿结局的情况下。

每个妊娠期脑卒中患者的具体情况都不同，孕妇与胎儿暴露于电离辐射、高磁场、对比剂、噪声环境等因素下时，需评估这些因素对孕妇与胎儿产生的风险和益处。卒中患者脑部影像学检查对疾病的正确诊断和治疗至关重要，不注射对比剂的 MRI 在妊娠的任何阶段均有较高的安全性，CT 需考虑电离辐射的风险。ACOG 根据孕妇临床指征建议，不应拒绝使用 CT，并将头颈部 CT 归入极低剂量检查类别。头颈部神经影像学检查对胎儿的风险显著降低，扫描期间遮挡腹部不会显著减少最小的胎儿辐射暴露，但可能有助于减缓产妇的焦虑。

五、妊娠相关脑卒中的治疗

尽管现有的指南和研究为孕产妇脑卒中的治疗提供了一定的指导，但它们往往不能充分解决孕产妇脑卒中的独特情况，孕妇在大型脑卒中研究中常被排除在外。2018 年，加拿大心脏与脑卒中基金会发布的《加拿大脑卒中最佳实践共识声明：妊娠期急性脑卒中管理》的共识声明中，强调对于怀疑急性缺血性脑卒中的孕妇，应考虑采用与非孕妇相同的治疗策略。2024 年，中华医学会神经病学分会和中华医学会神经病学分会脑血管病学组也发布了相关的治疗建议，这些建议可能会为临床医生在处理孕产妇脑卒中时提供更多的指导。然而，由于缺乏专门针对孕产妇脑卒中治疗的大规模研究，这些建议的科学性和适用性仍需在未来的研究中进一步验证。

（一）静脉溶栓

国内外指南推荐，在缺血性脑卒中发病 4.5 h 内采用静脉溶栓治疗，这一推荐适用于所有符合条件的患者，包括孕妇，但需注意个体差异和特定风险。2018 版《美国 AHA/ASA 急性缺血性脑卒中管理指南》中明确指出，对发病 4.5 小时内符合治疗标准的妊娠期患者，当治疗中度或重度脑卒中的预期获益超过预期增加的子宫出血风险时，可以考虑进行阿替普酶静脉溶栓。同样的，2023 年《中国脑血管病临床管理指南》建议，妊娠期女性发生中到重度脑卒中，如果静脉溶栓获益超过子宫出血的风险，可能从阿替普酶静脉溶栓治疗获益。2024 年发布的《中国急性缺血性卒中诊治指南2023》中指出，妊娠非阿替普酶药品使用禁忌证，药物不会通过胎盘，阿替普酶半衰期为 4~5 min，20 min 后血药浓度可降至 10% 以下，但尚不明确其是否会进入母乳，目前缺乏该药对人类致畸性的资料。潜在风险包括孕产妇出血，可能导致早产、胎盘早剥和（或）死胎。基于孕前体重或早孕体重，推荐阿替普酶的用药剂量为 0.9 mg/kg。关于孕妇使用阿替普酶静脉溶栓治疗，仍需要产科医生、神经科医生谨慎评估脑卒中的严重程度和潜在的出血风险。

（二）血管内机械取栓术

目前已有多例妊娠期女性因患急性缺血性脑卒中成功行血管内机械取栓术且预后良好的报道，孕妇和胎儿均未见相关并发症。2018 年，发表在《新英格兰杂志》的随机对照研究提出，大血管闭塞的妊娠患者应立即转移到能够进行血管内取栓术的卒中中心。同样，2018 版《加拿大脑卒中最佳实践共识声明：妊娠期急性脑卒中管理》建议，由于大血管闭塞所致急性缺血性脑卒中的发病率和死亡率非常高，因此妊娠不是血管内治疗的绝对禁忌证。对于大血管闭塞符合条件且能够快速获得血管内取栓的患者，可以考虑直接进行血管内机械取栓术，而无须先进行静脉溶栓治疗。《中国急性缺血性卒中诊治指南 2023》中指出，妊娠患者接受再灌注治疗的疗效和安全性尚不明确，但观察数据表明再灌注治疗可能安全且有效。目前，关于机械取栓在孕产期脑卒中患者中的应用，医学界仍在探索阶段，相关治疗证据相对有限。对于机械取栓的安全性和有效性，仍需更多的研究来进一步证实。在考虑这种治疗方案时，应综合评估患者的具体情况，并在具备相应技术和经验的医疗中心进行。

（三）抗血小板治疗

目前已有大量直接和间接的证据和研究表明，阿司匹林用于孕产妇是安全的，且不增加胎儿的不良结局。因此，当孕产期脑卒中患者需要进行抗血小板治疗时，可以正常使用阿司匹林治疗。妊娠中期开始使用低剂量阿司匹林的患者并无明显不良反应，并且有助于预防子痫，故美国心脏协会及美国卒中协会建议，患有慢性高血压或既往曾患妊娠相关高血压的女性应从妊娠第 12 周开始服用小剂量阿司匹林直到分娩，以预防缺血性脑卒中。用药期间应监测出血风险，必要时在医生的指导下调整剂量和疗程。

（四）抗凝治疗

当孕妇存在脑静脉系统血栓、心房纤颤、血液高凝状态、人工瓣膜置换等情况时可能需要抗凝治疗。结合《女性抗栓治疗的中国专家建议》，对于需要抗凝治疗的妊娠期妇女的抗凝治疗建议如下：①推荐使用低分子肝素，因为它不通过胎盘，对妊娠期女性使用被认为安全有效。②在严重肾功能不全的情况下，可使用普通肝素，因为普通肝素也不通过胎盘屏障，对母体和胎儿的影响较小。③华法林因其具有潜在致畸风险和可能引起胎儿出血，在妊娠期应避免使用，尤其是在妊娠的前 3 个月。对于血栓栓塞风险极高的患者，如心脏机械瓣置入术后的患者，需经专科医生评估后决定是否继续使用。④新型口服抗凝药物（如达比加群酯、利伐沙班等）在妊娠期和哺乳期的安全性和有效性尚未明确，因此目前不推荐在妊娠期使用。

总之，孕妇如果得了卒中，不要慌张，一定要即刻就诊，早发现、早治疗对孕妇及胎儿的预后至关重要。妊娠期一旦发生脑卒中，应开启多学科诊疗模式快速处理，但目前高质量的循证医学证据较少，需要神经科、急诊科、产科、麻醉科、介入神经放射科和神经外科等多学科合作，共同快速、谨慎评估风险与获益，并与患者充分沟通后决定治疗方案。在治疗过程中，所有药物使用应在医生监督下进行，确保母婴安全，并密切监测治疗效果与潜在副作用。特别要注意抗凝治疗中的出血风险，定期检查肝肾功能和凝血指标，一旦出现异常出血，应立即就医。对于特殊情况如体重异常或肾功能不全的患者，应加强监测并调整抗凝治疗方案。目前妊娠期脑卒中的治疗和普通患者基本相似，除了出现胎儿窘迫或者其他严重的情况，并不需要引产或者提前分娩。

六、妊娠相关脑卒中会遗传给胎儿吗

脑卒中家族史作为脑卒中的独立危险因素，某人的直系亲属发生脑卒中的人数越多，其发生脑卒中的风险越高。研究表明，有脑卒中家族史的人比没有家族史的人患脑卒中的概率高 30%，但是孕妇有家族史不代表一定会遗传给下一代，只能说胎儿患脑卒中的概率更高。然而，如果是因为某些特定的基因突变引起的基因病性家族史，那么可以说具有遗传性。2021 年，*Neurology* 杂志上发表了首个中国人脑卒中多基因遗传风险评分模型，研究发现高遗传风险个体（遗传评分最高的 20%）发生脑卒中的风险是低遗传风险个体（遗传评分最低的 20%）的 2 倍，两组人群脑卒中终生发病风险（80 岁时）分别达到 25.2% 和 13.6%。如果高遗传风险个体同时伴有脑卒中家族史、高血压或糖尿病，那么脑卒中终生发病风险分别将达到 41.1%、33.2% 或 42.5%。所以说妊娠期脑卒中不一定会遗传给胎儿，但应当特别关注脑卒中的预防，及早发现和治疗，更加积极地防治可控的危险因素，以减少患病概率。

七、为预防脑卒中，妊娠期应怎样合理饮食

妊娠期患者的合理饮食对于预防脑卒中至关重要，可根据《中国孕妇、乳母膳食指南（2022）》《中国居民膳食指南（2022）》内容，进行科学的饮食。

（一）饮食适量

妊娠期首先要保证饮食量达标，才能让营养素的量能够满足母体和胎儿的需要。既要进行高蛋白质和高维生素饮食，保持机体的

正氮平衡，又不能使能量过剩或不足。既要防止消瘦、贫血和营养不良，也要避免体重过重，继而引发妊娠期糖尿病、高血压等一系列疾病。

（二）营养均衡

1. 饮食结构合理

《中国孕期妇女平衡膳食宝塔》推荐孕妇每天应该摄入一定量的水、谷类、薯类、鱼禽蛋肉类、奶类、蔬菜类、水果类、大豆或坚果、加碘盐和油。

2. 低盐低脂饮食

每日食盐量不超过 5 g，血压高的人不超过 3 g。食盐中含有大量钠离子，摄入钠过多会增加血容量和心脏负担，并增加血液黏稠度，从而促使血压升高和血栓形成，加重病情，增加脑卒中的发病风险。每天脂肪供给的能量不应超过总能量的 25%，应特别限制猪油、牛油、动物奶油等动物性脂肪，以及含胆固醇较高的食物，如蛋黄、鱼子、动物内脏、肥肉等，这些食物富含饱和脂肪酸和胆固醇，可使血脂升高，促使和加重动脉硬化形成。烹调食物宜采用植物油，如豆油、茶油、芝麻油、花生油等，每日用量在 25 g 左右。

3. 适量蛋白质

每天蛋白质供给的能量应占总能量的 15% 左右。禽、蛋、瘦肉、鱼类是主要的优质蛋白质来源。牛奶和豆制品富含钙，豆制品还富含豆固醇，有促进胆固醇排出的作用，也是良好的蛋白质来源。

4. 多吃新鲜的蔬菜和水果

果蔬类食物富含维生素 C 和矿物质钾、镁等。维生素 C 能增强血管的致密性，防止再出血，钾与镁对血管有保护作用。多吃果蔬类食物还有助于预防便秘。但吃水果也要有度，《中国居民膳食指南(2022)》推荐每日摄入 200～350 g 新鲜水果。

5. 饮水要充分

《中国孕期妇女平衡膳食宝塔》建议孕妇每日饮水量在 1 700 mL

以上。定期少量地饮水能维持血容量，有益于防止血栓形成。

6. 忌吃刺激性食物

应避免酒、浓茶、咖啡及辛辣食物等有刺激神经作用的食品。

7. 适量身体活动

健康的孕妇每天应进行不少于 30 min 的中等强度身体活动，有助于维持适宜的体重。

八、妊娠期如何应对缺血性脑卒中的风险

妊娠期 IS 的预防策略包括一级预防和二级预防。一级预防针对所有孕妇，特别是高危人群，通过促进健康的生活方式和控制危险因素来降低卒中风险。二级预防主要针对有脑卒中病史的孕妇，其策略取决于卒中的具体病因。在多数情况下，二级预防措施包括药物治疗和多学科综合管理，以降低复发风险。研究表明，患有妊娠期高血压疾病的女性在未来将会面临较高的脑血管和心血管疾病风险，以及相应的死亡风险。因此，这些女性需要进行严格的长期跟踪和监测。在随访期间，应积极管理可改变的风险因素，如控制体重、维持血压正常、增加身体活动、戒烟和改善饮食习惯等。同时，应遵循指南对妊娠期高血压和糖尿病进行严格管理，并为高风险孕妇制订个性化的分娩计划。此外，还需加强对孕妇的教育和自我管理能力的培养，以提高她们对风险因素的认识和应对能力。

（一）一级预防

1. 适量运动

无禁忌证的孕妇可选择适合自己的、安全高效的孕期运动方式，或在专业人员的指导下制订运动计划。根据国际指南的推荐，合理的有氧运动及肌肉训练对孕妇是有帮助的。比如散步、快走、慢跑、瑜伽及游泳等，这些运动不仅可以锻炼心肺功能，同时对孕妇的生产也是有帮助的。

2．健康饮食

限制盐分摄入，增加蔬菜、水果、全谷物、鱼类和坚果等的摄入，减少高脂肪和高糖食物摄入。

3．控制高危因素

研究显示，子痫前期、子痫本身就是脑卒中的危险因素，妊娠糖尿病也是卒中的主要危险因素之一。妊娠期高血压或妊娠期糖尿病患者需接受安全且有效的血压和血糖控制治疗，以及控制吸烟、肥胖等脑卒中相关危险因素。

4．定时产前体检

及时发现并治疗可能引起脑卒中的疾病。对于有脑卒中风险的孕妇，应适当增加产检频率，密切监测血压、血脂、血糖等指标。

（二）二级预防

1．药物治疗

对于已经患脑卒中的孕妇，可能需要使用抗血小板药物、抗凝药物或降脂药物等，但必须在医生的指导和严密监控下使用。

2．多学科合作

脑血管疾病专科医生、产科医生和康复科医生等多学科团队共同制订个性化的预防和管理方案。

（三）妊娠期高血压的管理

根据《妊娠期高血压疾病诊治指南（2020）》，对于妊娠期高血压的管理，应强调早预警、早发现和早干预，规范临床处理；对于重度高血压，应及时给予降压治疗，目标血压为收缩压 130～139 mmHg，舒张压 80～89 mmHg，同时避免血压过低影响子宫胎盘血流。

（四）妊娠期糖尿病的管理

根据《妊娠期高血糖诊治指南（2022）》的推荐，患者需要在妇产科医生、内分泌科医生、营养师和护理人员等多学科团队的指导下，通过饮食控制、适当运动和必要时的胰岛素治疗来控制血糖水平。

（五）分娩计划

对于有脑卒中风险的孕妇，应提前制订分娩计划，包括选择合适的分娩方式和准备紧急情况下的应对措施。

（六）教育和自我管理

医护人员应提供教育和支持，帮助孕妇了解脑卒中的风险因素，学会自我监测和紧急情况下的应对策略。

在实施上述预防措施时，应考虑到孕妇的特殊性，避免使用可能对胎儿有害的药物和治疗方法。同时，应根据孕妇的具体情况，制订个性化的预防和管理方案，确保母婴安全。

（马雪萍　敬茜　曲海波　李银萍　蒋艾豆　李宏丹）

第三节　产后篇

一、产褥期女性脑卒中的发病率和特点

产褥期是指从胎盘娩出至产妇各器官除乳腺外恢复至正常未孕状态所需的一段时间，通常为产后 6 周。产褥期脑卒中是一种严重的产科并发症，通常发生在分娩前 2 d 至分娩后 1 d。妊娠期和产褥期的急性脑卒中相对少见，但一旦发生，会对孕产妇、孩子和家庭造成很大的影响。妊娠后期及分娩过程凝血功能紊乱、静脉淤滞、血容量和激素水平变化可导致脑卒中发生风险增高。妊娠期及产褥期脑卒中的发病率约为 30/10 万，大约是一般年轻人的 3 倍；最常发生时间为接近分娩期及产褥期。在一项系统评价中，纳入了来自美国、加拿大、中国、印度和法国等国家的 10 项研究。这些研究显示，妊娠相关脑卒中的孕产妇死亡率存在显著差异，为 2.7% ~

20.4%。妊娠相关脑卒中严重危害产妇及胎儿健康，是产妇围产期死亡原因之一。

妊娠相关脑卒中也分为缺血性脑卒中及出血性脑卒中，前者主要以脑组织局灶性血流供应不足为特点，后者主要以血流溢入脑实质为特点。产褥期脑卒中以缺血性脑卒中为主，多为上矢状窦血栓所致，常见原因中，心源性脑栓塞占36%，脑静脉血栓形成因素占27%，子痫前期或子痫占18%。产褥期出血性脑卒中最重要的致病原因是妊娠期高血压疾病，占所有出血性脑卒中病例的50%以上。来自美国的一项研究中，研究者们想要了解妊娠（包括自然流产和人工流产）对女性患脑卒中风险的影响。他们发现，在妊娠期间，女性患脑卒中的风险略有下降，也就是说妊娠本身并不会显著增加患脑卒中的风险。然而，在产褥期，患脑卒中的风险会显著增加到8.7倍。对于出血性脑卒中，女性妊娠期间的患病风险是未妊娠时期的2.5倍，但在产褥期，这个风险会激增到28.3倍。研究还指出，无论是哪种类型的脑卒中，在产褥期的风险都特别高，大约每10万次妊娠中会有8.1个额外的脑卒中病例。

二、产褥期脑卒中对个人和家庭的影响

产妇如果在产褥期经历脑卒中，身体上会遭受重创，可能面临偏瘫、言语障碍、感觉障碍等局部神经功能损伤，这些局灶性神经功能缺损会严重影响她们的日常活动和自理能力；此外，还可能增加她们未来患脑卒中的风险。除了身体上的影响，心理上的打击也同样严重，由于疾病本身的影响以及可能与新生儿的分离，产妇可能会经历更为剧烈的焦虑和抑郁等心理问题。这种情绪的波动，不仅影响产妇自身的恢复，也会影响母乳喂养和母婴之间的情感交流，进而影响其与新生儿的亲子关系建立。此外，产褥期脑卒中对产妇家庭的影响也是深远的。家庭成员需要为产妇提供更多的照顾和支持，这可能会改变家庭原有的生活模式和计划，带来额外的经

济和情感压力。产妇的家庭其他成员，特别是伴侣，可能需要面对照顾产妇和新生儿的双重压力，这可能会导致家庭关系紧张。社会支持的不足也会加重产妇的心理负担。产妇在经历脑卒中后，可能会感到被社会孤立，缺乏必要的社交活动和情感支持，这会进一步加剧她们的焦虑和抑郁情绪。

因此，对于产褥期脑卒中的产妇，除了提供及时的医疗救治外，还应给予充分的心理健康关注和支持。这包括提供心理咨询、家庭支持指导、社会资源等，帮助产妇和家庭共同应对这一挑战。同时，社会也应提高大众对产褥期脑卒中的认识，为患者家庭提供更多的理解和支持。

三、产褥期女性面临的脑卒中危险因素

（一）危险因素及临床表现

妊娠期及产褥期脑卒中的危险因素较多，包括妊娠期高血压疾病、原发高血压、血液高凝倾向、剖宫产手术、心脏病、血管畸形、子痫前期或子痫、羊水栓塞、多产、高龄妊娠、多胎妊娠、妊娠晚期及产后期溶血和血栓形成、妊娠期感染、糖尿病、水电解质和酸碱平衡紊乱等，其中最主要的原因是妊娠期高血压疾病。妊娠期及产褥期循环系统疾病的危险指数（包括颅内出血，静脉窦血栓，缺血性脑卒中等）在分娩前后（即产前 2 d 至分娩后 1 d）明显升高，可能机制为：妊娠晚期血容量增加，受损的血管壁在血压骤升时（如产妇情绪紧张、用力），脑血管内压力增加，产程过长或难产使出汗过多、失血过多，产后血容量急剧减少及长期卧床等因素致相对脱水和血液高凝状态，激素水平的显著下降导致血流动力学及血管壁的改变。因此，如果在此危险阶段补液预防脱水、电解质紊乱，必要时缩短产程减轻产妇体力消耗，产后避免长期卧床等，降低脑卒中的发生风险。

产褥期脑血管疾病表现较不典型，发病高峰在产后 2 周内，临

床表现为突然或急性起病，多数有局灶表现，这与非产褥期相似，但也有少部分患者没有明显局灶表现，而是以高颅压征象为主。因此，对于有产科危险因素的患者，如果出现不明原因的头痛、呕吐或意识障碍等症状，应及时进行必要的影像学检查，以免漏诊。早期发现、及时采取控制血压、抗癫痫、适时终止妊娠等必要的治疗，可能会降低妊娠期和产褥期脑卒中的发病风险。在妊娠和产褥期进行适当的预防和避免感染可以有效控制脑卒中的发生。

（二）危险因素防治措施

1. **加强产前检查及产褥期保健**

加强孕期产前保健检查，注意血压、尿蛋白的变化，以及有无子痫前驱症状。当血压升高到 150/100 mmHg 以上时，应入院仔细检查，对重症患者应给予药物积极解痉，必要时扩容治疗，同时口服降压药有利于预防脑血管疾病发生。对于妊娠前或妊娠早期已发现脑血管畸形、心脏及血液系统疾病的人群，必要时应劝其终止妊娠。产褥期尤其是剖宫产术后患者，应及时补充水分，鼓励其尽早下地活动，不能离床活动者应在床上活动下肢，避免形成血栓。

2. **早期诊断，及时治疗**

本病为突然或急性起病，且来势凶猛，死亡率高，及早诊断、治疗至关重要。鉴于妊娠期高血压疾病为产褥期脑血管疾病的主要致病因素，因此，对于此类患者产后应严密监测病情，特别要加强患者血压的监测。子痫前期的患者应及时有效地用硫酸镁解痉，适当予以降压措施，尽量使血压控制在 140/90 mmHg 左右。当产褥期患者出现任何神经系统症状尤其是突发性进行性头痛，伴随局灶性神经功能缺损表现、抽搐等应高度怀疑脑血管意外时，应及时进行必要的影像学检查，以免漏诊。对出血量较大，有外科手术指征的患者应尽快转至相应科室行开颅或微创血肿清除术。对出血量较少及 IS 者给予内科保守治疗，同时积极治疗各种并发症与合并症。

总之，产褥期脑卒中应以预防为主，早诊断，及时治疗，才能防止疾病的发生，从而降低产妇死亡率。

四、剖宫产手术后，如何采取措施降低脑卒中的风险

剖宫产术后脑卒中发生率较正常分娩可增加 3 ~ 12 倍，占我国孕产妇死亡原因的 8% ~ 15% 。剖宫产术作为产科最常见的手术，其麻醉方式多为椎管内麻醉，其导致的硬脊膜穿刺后头痛与硬脊膜穿刺后脑脊液丢失致颅内压降低有关。做好产前检查和围产期保健，减少高龄妊娠，规范促排卵治疗，在妊娠早期即加强妊娠期宣教，帮助孕妇制订运动、饮食、健康体重等计划，减少妊娠期高血压疾病、肥胖和糖尿病的发生已成为预防脑血管病的重要措施。当患者剖宫产术后出现新发头痛，应结合患者是否合并妊娠期高血压疾病、高龄、肥胖、制动、脱水等危险因素及麻醉方式；记录头痛出现的时间，观察头痛与体位有无关系，观察头痛有无伴发恶心、呕吐、视物模糊、言语不清、肢体偏瘫、抽搐等表现，仔细地从意识、状态、脑神经功能、运动系统、感觉系统、反射反应、自主神经系统等多方面进行检查。当产妇在麻醉后出现突发进行性加重的头痛、抽搐、局灶性神经症状或无法解释的意识状态改变时，要高度警惕脑卒中的可能。如初步考虑为硬脊膜穿刺后头痛，经去枕平卧、补充等渗盐水、对症处理后头痛无明显缓解，无论是否有神经症状和体征都应怀疑脑卒中，并尽快完善影像学检查进行全面评估，有助于及早明确诊断。同样需要防止低颅压综合征并发颅内静脉窦血栓形成的可能性；对血栓形成的高危产妇，及时给予低分子肝素预防血栓。早诊断、多种途径联合治疗，可明显降低产褥期脑卒中的死亡率和致残率，改善孕产妇妊娠分娩结局。产褥期应鼓励产妇尽早活动，避免形成血栓，有血栓形成高风险产妇术后应注意物理和药物治疗预防血栓形成。

五、在管理产后出血的同时，如何有效预防脑卒中

严重的产后出血是威胁产妇生命健康的最主要危重症之一，当

严重产后出血合并脑血管意外时，治疗难度更大，预后也较差。宫缩乏力、软产道损伤、胎盘因素、凝血障碍是目前临床上主要的产后出血原因。凝血障碍是脑卒中的高危险因素之一，因此，对于出现大出血或凝血功能障碍的高危患者应做好神经系统监测，当患者出现意识障碍与休克程度不一致或伴有神经定位体征时，应考虑并发脑血管意外的可能，定期复查头部 CT 有助于了解出血或梗死的动态变化，为治疗颅内高压和手术提供依据。

失血性休克和凝血功能障碍既是脑卒中的病因又会使后续手术存在风险，所以尽快止血和改善凝血功能十分重要。常规止血措施包括早期使用缩宫剂（催产素、前列腺 E_1 衍生物等）、按摩或宫腔填塞等。对于常规止血失败的患者，需要采用包括子宫、盆腔动脉结扎或栓塞、B-Lynch（子宫）外科缝扎术压迫止血，甚至子宫切除等单一或联合手术止血方案。早期应用氨甲环酸可以减少产后出血并降低产后大出血发生风险，同时不增加血栓或肾功能衰竭等风险。输血扩容、酸中毒和低体温的纠正是凝血病救治的重点。产后出血患者维持凝血酶原时间和活化部分凝血酶时间 ≤1.5 倍正常值、血小板 $\geqslant 50 \times 10^9/\mathrm{L}$ 和纤维蛋白原 $\geqslant 2.0\ \mathrm{g/L}$ 有助于降低出血风险。

出现脑卒中后需保持有效脑灌注压，并根据脑出血或缺血性脑卒中特点予以专科治疗。出现脑疝而凝血功能尚不稳定时，止血、纠正凝血同时进行手术，延迟手术可能造成脑功能不可逆损害。严重产后出血合并脑卒中时应该标本兼治，多科合作抢救，尽快恢复有效循环血量，改善凝血功能，同时积极处理脑卒中情况。

六、如何识别产褥期脑静脉血栓形成的风险与症状

脑静脉血栓形成（cerebral venous thrombosis，CVT）包括硬脑膜静脉窦和（或）皮质静脉或深静脉。CVT 是一种罕见但可能危及生命的卒中类型。妊娠可引起凝血系统的变化，并可持续至产褥期，且可导致血液高凝状态，因此，妊娠增加了 CVT 的风险。CVT

年发病率为（2～5）/100 万人，占所有卒中的 0.5%～1.0%。女性产褥期 CVT 发生率可达 1/10 000 人，占所有 CVT 的 5%～20%。发生 CVT 的最大风险时间为妊娠晚期和产后的前 4 周。有研究指出，通过剖宫产生产的女性，患 CVT 的风险可能会更高，大约是顺产女性的 3 倍多。

CVT 的病因主要分为感染性和非感染性。感染性因素分为由头面部的化脓性感染所致的局限性感染和由各种血行感染所致的全身性感染。非感染性因素多与血液高凝状态、血液瘀滞及血管壁损伤有关。妊娠可引起凝血系统中几种促血栓因子发生变化，至少持续至产褥早期。分娩后，由于血容量减少和创伤，血液高凝状态可进一步恶化。产褥期还可能存在感染和剖宫产术等其他危险因素。研究显示，围产期发生 CVT 的风险随着孕妇年龄的增加、妊娠期高血压病的发生、感染和过度呕吐的发生而增加。CVT 的发病形式多样，其症状和体征主要与静脉血栓形成的部位、性质、范围以及继发脑损害的严重程度和进展速度有关。头痛为 CVT 最常见的临床症状，90% 的患者会出现。40% 的患者出现局灶性或全身性痫性发作；颅内压升高造成的视乳头水肿，可使视力进行性下降；局灶性神经功能障碍，包括运动及感觉功能障碍、脑神经麻痹、失语及小脑体征。有研究显示，产褥期 CVT 最常见的临床表现是头痛，头痛常先于其他症状出现，常表现为严重、弥漫、持续性头痛，10% 可出现霹雳样头痛，仰卧位明显，呈进展性；其次是癫痫发作。由于产褥期 CVT 临床表现无特异性，漏诊率及误诊率较高。通过实验室检查，包括血常规、凝血指标、D - 二聚体以及抗体、炎症反应指标检查，腰椎穿刺检查（压力常增高，压力 >300 mmH$_2$O[①]患者的临床症状常较重）；结合 CT、MRI、MRA、CTA、数字减影血管造影等检查项目辅助诊断。

---

① 1 mmH$_2$O =9.81 Pa。

23%的 CVT 患者可能发生神经功能恶化，部分患者甚至发生于诊断后的数天，神经功能恶化可表现为意识下降、精神状态异常、新的癫痫发作、原有神经功能缺损进展或出现新的神经缺损症状、头痛强度增加或视力下降。CVT 急性期有 3% ~15% 的患者死亡，早期死亡原因多为 CVT 本身，30 d 内死亡的危险因素有意识障碍、精神状态异常、脑深静脉系统血栓、右侧半球出血和后颅窝病变；CVT 急性期死亡的主要原因是继发于严重出血性病变引起的脑疝，其次是多发病灶或弥漫性脑水肿引起的脑疝；其他的早期死亡原因还包括癫痫持续状态、相关并发症和肺栓塞。

七、产褥期脑静脉血栓形成怎么治疗

根据《欧洲卒中组织脑静脉血栓形成诊断和治疗指南》《中国颅内静脉和静脉窦血栓形成诊疗指导规范（2021 年版）》《中国脑血管病临床管理指南（第 2 版）》（节选）第 7 章脑静脉血栓形成临床管理等，产褥期 CVT 的治疗包括一般治疗（病因治疗、对症治疗）、抗凝治疗、静脉溶栓治疗、血管内治疗等治疗措施。

（一）病因治疗

对感染性疾病、血液高凝状态、结缔组织病、炎症反应和自身免疫性疾病、血液病等，进行相应治疗。

（二）对症治疗

1. 抗凝治疗

抗凝治疗是安全有效的治疗方法之一，有助于减缓血栓的发展，促进侧支循环形成，预防肺栓塞和深静脉血栓，且不增加颅内血肿形成风险，降低患者的病死率。无抗凝禁忌证的患者应尽早接受规范抗凝治疗，目前产褥早期 CVT 患者的抗凝治疗多选用低分子肝素，常用剂量为 0.4 ~0.6 mL，每日 2 次，皮下注射。CVT 急性期后应继续口服抗凝药物，常选用华法林，目标国际标准化比值

（INR）保持在 2.0～3.0，疗程根据血栓形成倾向和复发风险大小而定，疗程持续时间在 3～6 个月，以预防复发和其他静脉血栓栓塞事件的发生。如有特殊情况，患者应在医生的指导下进行长期抗凝治疗。新型口服抗凝药物可能比华法林更适合大多数 CVT 患者，主要是因为其使用便利，可减轻抗凝治疗 INR 监测与华法林剂量调整的负担，同时更少地受到药物和膳食相互作用的影响，但是使用新型口服抗凝药物时应注意评估 CVT 患者肝功能情况。在一项回顾性系列研究中，15 例亚洲产褥期 CVT 患者无一例发生产科出血。

2. 血管内治疗

对于伴有静脉窦狭窄和颅内压增高的 CVT 患者，急性期仍以抗凝和静脉窦取栓术处理为主。当窦内血栓的生长得到控制，但仍存在脑静脉窦狭窄和颅内压明显增高时，可进行逆行静脉造影测压，当狭窄远－近端压力梯度超过 8 mmHg 时，可以考虑行狭窄部位静脉窦内支架置入术。

3. 脱水降颅压治疗

对于颅内压增高的 CVT 患者，若出现严重视力下降或早期脑疝，为争取手术时间，术前可短期使用甘露醇、呋塞米等药物进行脱水降颅压治疗；但应避免过度脱水导致血液浓缩等加重 CVT 病情的因素发生。

4. 控制癫痫发作

CVT 患者癫痫发作的发生与结构性实质病变、局灶性缺陷和上矢状窦血栓形成有关。有 30%～40% 的 CVT 患者发病早期可出现痫性发作，尤其伴有小脑幕上病变的患者与痫性发作有密切关系。患者首次癫痫发作且伴有脑实质损害时，应尽早使用抗癫痫药物控制痫性发作，而不伴有脑实质损害的首次癫痫发作，早期使用抗癫痫药物可能有益。晚期癫痫发作通常发生在产后 6～12 个月。一项 Cochrane 系统评价显示，对于抗癫痫治疗在 CVT 后癫痫发作一级和二级预防中的作用，目前仍缺乏相关证据。

5. 紧急、及早处理

对于严重颅内压增高伴有脑疝形成早期的 CVT 患者，应紧急处理，可行去骨瓣减压术、脑室－腹腔分流术，部分患者可行血肿清除术；对于颅内压增高并伴有进展性视力降低的 CVT 患者，应及早处理，以尽量保留患者的视力。可进行手术减压治疗，包括视神经减压术或脑室－腹腔分流术等。

6. 其他

目前，全身静脉溶栓治疗 CVT 并无支持证据；除非基础疾病治疗需要，常规使用抗血小板或降纤治疗 CVT 也并无支持证据。

八、产褥期脑静脉血栓形成后的护理注意事项

（一）严密观察病情变化

患者脑部血液回流受阻，脑脊液吸收障碍，颅内压升高，致脑组织淤血、肿胀，脑细胞变性、坏死；应严密观察患者意识、瞳孔、脉搏、体温、血压、呼吸变化，患者绝对卧床休息，抬高床头 15°~30°，注意观察患者对降颅内压药物的反应。一旦出现血压升高、脉搏及呼吸减慢，高度提示颅内压增高；如出现两侧瞳孔不等大，提示脑疝形成，应立即报告医生，做好抢救工作，使用甘露醇快速静脉滴注，准确记录尿量、动态监测肾功能、电解质指标，防止过度脱水致血液浓缩等加重 CVT 病情。因长时间高颅压可损伤视神经而致永久性失明，还应密切观察患者视力情况，监测视乳头水肿的严重程度。

（二）抗凝治疗护理

监测凝血功能，用药期间观察患者局部出血情况、全身系统有无出血倾向及其他不良反应，如注射部位有无硬结、淤斑、淤点等，特别注意患者有无出现意识障碍、头痛、恶心、呕吐、肢体活动障碍等症状。治疗期间指导患者使用软毛牙刷，忌用牙签剔牙；

做好口腔护理，避免牙龈、口腔黏膜出血，避免抓挠皮肤、肢体碰撞、外伤等。

（三）头痛护理

重视患者主诉，可采用数字或视觉模拟评分法、疼痛评分评估患者头痛程度，了解头痛性质，必要时医护人员每班评估疼痛，遵医嘱按时、正确使用止痛药物及降颅内压药物，观察用药后反应，指导头痛时卧床休息。其中，甘露醇的作用快速，静脉滴注后 20 min 内起作用，2～3 h 降压作用达到高峰，持续 4～6 h。因而在首次给药后，如果仍需实施渗透治疗来降低颅内压，可根据医嘱 4～6 h 后再重复给药。

（四）加强产褥期护理

1. 基础护理

保持病室安静整洁，温、湿度适宜，勤通风换气。避免过度限制液体入量，鼓励患者饮水，改善产后血液高凝状态，及时更换床单、会阴垫等。患者产后虚弱、出汗多，应及时进行温水擦浴。护理与治疗尽量集中进行，减少刺激。嘱产妇多饮水排尿，加强会阴部护理，会阴清洁 2 次/d，及时更换床单和内衣裤，预防泌尿系统感染。饮食上可进食山核桃、猕猴桃、柚子、鸡蛋、洋葱、大蒜、黑木耳、鱼类、番茄等具有良好的预防血栓作用的食物。

2. 尿量及大便的观察

患者应用甘露醇时尿量增加，应注意观察患者的尿量情况并进行记录，防止尿潴留，同时注意补充充足的水分。保持大便通畅，指导患者进食新鲜蔬菜和水果，利于增加肠蠕动，防止便秘，必要时给予缓泻药或开塞露，防止患者用力排便使颅内压增高。

3. 观察子宫复旧情况

产妇卧床休息，注意创口及子宫复原情况，护理人员每班严格床旁交接班，并测量宫底高度，同时观察恶露的量、颜色、性状、气味，观察有无宫缩乏力，每日早晚用温开水清洁会阴。

4. 心理护理

由于患者产后突发起病，与孩子长时间分离，会对孩子十分挂念，且担心疾病不能完全治愈。护理人员应给予更多的关心照顾，让家属及时转告患者孩子的动态情况，激励患者战胜疾病。尽管研究显示 CVT 患者完全恢复的比例达 79%，大多 CVT 患者总体恢复良好，但约半数的患者可感到抑郁或焦虑。这就需要医护人员细致、耐心地解释疾病的原因、治疗方法及预后，缓解患者对疾病的恐惧，并做好家属的思想工作，共同减轻患者心理顾虑，树立信心，促进康复。

（五）长期并发症的管理

1. 头痛

在随访期间，头痛是很常见的症状，见于 50% 的 CVT 患者。在随访期间，对于出现持续或严重头痛的患者，应进行适当的检查以排除 CVT 复发。在这些患者中，如果头痛持续而 MRI 检查结果正常，可能需要进行腰椎穿刺来排除颅内压升高。

2. 癫痫

CVT 后局部或全面性癫痫发作可分为早发癫痫或晚发癫痫。远期癫痫发作累及 5%～32% 的患者，且大多数癫痫发作发生于随访的第 1 年内。在一项队列中，11% 的患者在发病 6 个月～2 年有癫痫发作。远期癫痫发作的危险因素是入院时头部 CT 或 MRI 显示出血性病变、早期癫痫发作和偏瘫。

3. 视乳头水肿

视乳头水肿可引起暂时的视力下降，如果水肿时间较长，可能会引起视神经萎缩和失明。视力下降通常为隐匿性，伴有进行性视野缩小，中心视力或视敏度相对保留。视力缺陷（包括视敏度下降和视野缺损）在视乳头水肿和颅内压升高的患者中更为常见。诊断延迟与远期视力缺陷风险增加有关。有视乳头水肿或视觉缺陷主诉者应该进行完整的神经眼科检查，包括视力、视敏度和正式的视野测试。

（六）健康教育

告知有 CVT 病史的女性患者，妊娠有再次发生 CVT 的风险以及流产的风险。指导患者减少或避免口服避孕药的使用。

九、产后脑静脉血栓形成使用抗凝药物的注意事项

（一）不同抗凝药物的注意事项

1. 服用华法林的患者

（1）应严格遵医嘱服用，避免多服、漏服，不可自行增减剂量或停药；定期专科门诊随访及监测 INR，使 INR 目标值达到可接受的范围内。

（2）维生素 K 的摄入量会影响华法林的抗凝效果，患者应保持良好的饮食习惯，避免大量摄入影响抗凝作用的食物。对于饮食结构波动较大的患者，应增加 INR 监测频率。可增强华法林药效的食物有大蒜、生姜、花椒、胡萝卜、西柚、芒果、葡萄柚、酒精（如合并肝疾病）、鱼油等。可减弱华法林药效的食物有富含维生素 K_1 的食物（包括绿叶蔬菜、带皮的黄瓜、西芹、水芹、西兰花、甘蓝、动物肝脏）、绿茶、牛油果、紫菜等藻类、黄豆及豆制品等。

（3）《华法林抗凝治疗的中国专家共识》推荐门诊患者在华法林剂量稳定前应该数天或每周监测 1 次 INR，INR 稳定后可以每 4 周监测 1 次。如果需调整剂量，应重复上述监测频率直至 INR 再次稳定。INR 稳定的患者最长可以 3 个月监测 1 次 INR。

2. 服用新型口服抗凝药的患者

新型口服抗凝药的有效治疗窗较宽，与其他药物、食物的相互作用较华法林少，抗凝强度稳定，一般不需要常规监测。如有肾功

能不全，同时合用其他药物，可能影响抗凝疗效和安全性，可能发生致命大出血或血栓栓塞事件。体重过低或超重等患者必要时监测相关指标。在监测新型口服抗凝药的抗凝强度时，需要特别注意采血的时间点与末次给药时间点间的关系。一般抗凝强度在给药后 3 h 处于高峰，而在给药后 12 h（2 次/d）或 24 h（1 次/d）则处于谷底。

3. 使用肝素类药物的患者

患者应向医生报告任何异常的出血、淤斑或血小板减少症的迹象（如皮肤下的暗红色斑点皮疹）。特别是进行了剖宫产的患者，伤口出血的风险可能会增加。此外，比较常见的局部反应还包括局部刺激、疼痛、血肿、瘀斑、红斑及肝功能受损等。如果患者在产前或生产时接受过椎管内麻醉或脊髓穿刺，尤其是同时服用非甾体抗炎药、抗血小板药或其他抗凝药，应特别注意观察是否出现脊髓或硬膜外血肿的迹象和症状，如刺痛、麻木（尤其是下肢）和肌肉无力。如果患者出现任何上述症状，应立即寻求医疗帮助。在治疗期间遵医嘱定期监测全血细胞计数，包括血小板和粪便隐血。评估出血的体征和症状。在治疗期间，同样应适当减少摄入富含维生素 K 的食物。

（二）居家管理

患者应避免外伤和创伤性检查，若必须进行，应提前告知医生并延长局部按压时间。医生应提前告知患者皮肤和黏膜可能会出现淤青、紫斑或割伤后出血时间延长，鼻出血和牙龈出血可能会更频繁或更严重，月经量可能会增加的情况，让患者应学会观察可能的不良反应。根据《口服抗凝药居家管理中国专家共识（2024 版）》，患者在出现出血或栓塞症状时，应及时就医。对于大出血或严重活动性出血，如消化道出血（如出现黑便、血便或呕血）、咯血、大量鼻出血、牙龈流血不止、瘀斑范围扩大、异常的阴道出血、血尿或严重头痛、视力改变、呕吐、意识丧失等，应立即停用口服抗凝药并紧急就医。

（三）皮下出血和疼痛的处理

记录皮下出血部位、局部皮肤颜色、质地、面积、干预措施情况，采取适当的护理干预措施，如冷敷，必要时可根据医嘱选择硫酸镁、医用冷敷贴、水胶体敷料、云南白药、多磺酸黏多糖乳膏等。局部冷敷可用于减轻注射后疼痛和淤斑。

十、产后脑静脉血栓用药期间能母乳喂养吗

按照《中国儿童发展纲要（2021—2030年）》，提高产妇母乳喂养率，延长母乳喂养时间，具有重要意义。对于产后需进行抗凝治疗的产妇，应结合产妇的身体情况和哺乳意愿，由医生判断是否行母乳喂养。若产妇合并肺部感染、泌尿系统感染等需使用抗菌药物，应考虑母乳喂养对婴儿发育和健康的益处，以及抗菌药物使用的必要性，结合药品说明书及相关资料，综合评估是否继续哺乳。若产妇需使用抗代谢药物、阿片类药物、苯丙胺类药物（抗抑郁）、可卡因、苯二氮䓬类药物等母乳喂养禁忌证的药物，则不推荐行母乳喂养。

合理用药国际网络中国中心组临床安全用药组、中国药理学会药源性疾病学专业委员会等联合发布的《妊娠期和哺乳期患者用药错误防范指导原则》，强调了哺乳期患者用药后部分药物可能会经母乳喂养的渠道而被婴儿摄入，进而导致毒害反应。作为医务人员，应熟练掌握相关药物的哺乳期注意事项，用药前应查阅药物信息，对患者用药的风险和获益做出决策。同时，建议医、药、护三方合作完成哺乳期患者用药教育，强化患者安全用药意识。产后静脉血栓的常用的药物在哺乳期的安全性总结如下。

（一）低分子肝素

1. 依诺肝素

根据哺乳期用药安全 Lactation 分级（分为 L1～L5 五个等级，

L1 为最安全，L5 为禁忌），依诺肝素的哺乳期分级为 L2 级，相对安全。根据药品说明书的风险总结，尚不清楚依诺肝素钠注射剂是否会从母乳中排出。在哺乳期的大鼠体内，依诺肝素或其代谢物进入乳汁中的剂量非常有限。目前没有关于依诺肝素或其代谢物对母乳喂养的婴儿以及对乳汁分泌的影响的信息。有研究显示，在母体使用依诺肝素治疗期间，没有发现婴儿出血。虽然说明书中提及哺乳期间可使用依诺肝素钠注射剂（因口服依诺肝素不太可能被吸收），但作为预防措施，应建议哺乳期妇女使用本品治疗时避免哺乳。

2. 那屈肝素

该药可随乳汁少量排泄，但因为其口服生物利用度低，故不太可能引起母乳喂养的婴儿不良事件。药品说明书的风险总结中有关那屈肝素在乳液中的分泌仅有有限的信息。因此，不建议在母乳喂养期间使用那屈肝素。

《中国血栓性疾病防治指南》（2018 年）建议哺乳期妇女，如使用低分子肝素者，推荐继续应用（强推荐，证据质量中等）。在考虑母乳喂养对发育和健康的益处的同时，还应考虑产妇对低分子肝素的临床需求，以及低分子肝素注射剂或潜在的母体疾病对母乳喂养婴儿的任何潜在不良影响。

（二）华法林

根据哺乳期用药安全 Lactation 分级，华法林的哺乳期分级为 L2 级，相对安全。有限的已发表的研究表明接受华法林治疗的女性的乳汁中不含华法林。由于可能出现严重不良反应（包括母乳喂养的婴儿出血），应考虑服药患者母乳喂养对婴儿健康和发育的影响、母体对华法林钠片的临床需求以及来自华法林钠片和母体状态对婴儿造成的任何可能的不良影响，综合评估是否在使用华法林钠片进行抗凝治疗期间哺乳。《中国血栓性疾病防治指南》（2018 年）建议哺乳期妇女，如使用华法林者，推荐继续应用（强推荐，证据质量高）。《口服抗凝药居家管理中国专家共识（2024 版）》中建议监测母乳喂养的婴儿是否有皮肤淤青等出血表现。

（三）新型口服抗凝药

《药物与哺乳数据库》资料显示，达比加群酯、利伐沙班、阿哌沙班均可进入乳汁，虽然进入乳汁的量较少，但由于缺乏足够的循证证据，哺乳期不推荐使用。

（四）甘露醇

根据哺乳期用药安全 Lactation 分级，甘露醇的哺乳期分级为 L3级，中等安全。甘露醇为治疗静脉窦血栓引起的颅内压增高的主要用药，根据药物说明，目前没有关于人或动物乳汁中是否存在甘露醇、甘露醇对母乳喂养婴儿的影响或对产乳量的影响的数据。临床中，应同时考虑哺乳对发育和健康的益处、产妇对甘露醇注射液的临床需要以及甘露醇注射液对潜在的产妇状况和母乳喂养婴儿的潜在不利影响。

住院治疗期间，应结合患者个体情况及用药情况决定是否进行母乳喂养。如患者暂无哺乳需求，观察其乳房有无硬结、肿胀等，及时用吸乳器抽吸乳汁，避免炎症发生，必要时根据产科意见进行退乳指导。对于出院后有哺乳需求的患者，结合出院后需要继续服用的药物进行药物、哺乳健康教育。

十一、产后进行母乳喂养是否有助于降低脑卒中的风险

既往研究指出，母乳喂养对产妇健康具有保护作用，可以降低患乳腺癌和卵巢癌的风险等。母乳喂养同样可以降低产妇发生脑卒中的风险，与从未哺乳过的产妇相比，曾哺乳过（1 个月或更长时间）的女性患脑卒中的风险降低，且与母乳喂养时间存在剂量－反应关系。目前尚不清楚母乳喂养对女性保护作用的生理机制，推测哺乳可能通过调动脂肪储备来降低疾病风险，缺乏哺乳可能会增加疾病风险，因为哺乳失败与肥胖和胰岛素抵抗有关。此外，也有研

究表示母乳喂养累计超过 9 个月的女性患高血压、高脂血症和代谢综合征的可能性较低，母乳喂养时间越长，女性患 2 型糖尿病的风险就越低，产后体质量指数也较低，在一定意义上可维护心血管健康，降低脑卒中发生风险。同时，相比不进行母乳喂养的女性，母乳喂养的女性更倾向于选择健康的生活方式（较低的吸烟率和体质量指数、较多的体育运动和较健康的饮食等），这是其低脑卒中风险的部分原因。

十二、产后预防脑卒中和产后脑卒中患者应如何合理安排饮食

根据中国营养学会等发布的《中国产褥期（月子）妇女膳食建议》，每天的膳食应包括平衡膳食宝塔中的各类食物，如粮谷类、鱼禽蛋类、蔬菜和水果类、豆类及其制品、奶类及其制品等，饮食在多样化的同时应注意食不过量，能量摄入过多不利于母体产后恢复，易造成产后体重滞留，这是妇女远期肥胖心血管疾病的独立危险因素之一。产妇基础代谢较高，出汗多，加上乳汁分泌，每日需水量应比一般人增加 500 ~ 1000 mL。饮水不足可致乳汁分泌量减少，故产褥期饮食应注意水分补充，可适当多食用易消化的炖菜，如鸡汤、鱼汤、排骨汤、猪蹄汤、豆腐汤等，有助于提高饮食舒适度和补充水分。然而，产妇应根据自身哺乳需求、消化能力和整体营养状态进行个性化调整，避免摄入过多液体（包括汤类食物）。Cochrane 系统评价显示，乳母过多补充液体不能提高母乳分泌量。同时，注意减少脂肪的摄入，限制钠盐摄入（＜ 3 g/d），防止水钠潴留。

（涂双燕　赵俐红　蒋艾豆　李铭　敬茜　邓志强）

第四章

绝经过渡期女性脑卒中

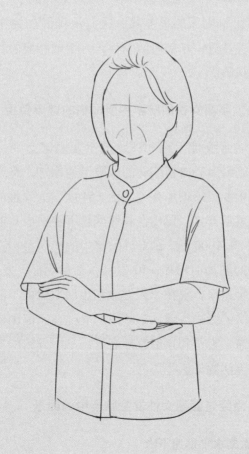

一、绝经期过渡期女性脑卒中的发病特点

绝经过渡期是指从开始出现绝经趋势直至最后一次月经的时期，多始于 40 岁，历时短为 1～2 年，长可有 10～20 年。WHO 将从卵巢功能开始衰退到绝经后 1 年内的时期称为围绝经期。生育期女性受到较高水平内源性雌激素的保护作用，脑卒中的发生概率低于相同年龄段男性，到中年后，脑卒中风险的性别差异会随着年龄的增长而逆转。当女性进入绝经过渡期后，尤其在 45～54 岁这一年龄段，雌激素保护作用下降甚至消失，脑卒中发生率会显著增加，在绝经后的 10 年内，女性患脑卒中的风险大约翻了一番，而 54 岁以后男女患病比例则无明显差异。这提示我们在关注脑卒中预防时，需要特别关注这一年龄段的女性，并采取相应的措施来降低她们患脑卒中的风险。

二、绝经过渡期女性因脑卒中所面临的健康负担

心血管疾病是女性发病和死亡的主要原因之一，影响着全球 36% 的女性。绝经后心血管疾病的风险迅速增加，绝经提前、冠状动脉疾病和卒中的风险增加有关。45～54 岁白人女性的脑卒中发病率（包括缺血性脑卒中、脑出血和蛛网膜下腔出血）的估计值为每年 0.59～1.02 例/1000 例。缺血性脑卒中的疾病负担在男性和女性中均随着年龄的增加而增加，50 岁以后增加明显。发生脑卒中后，女性患者的负担不仅体现在个人健康和生活质量的下降，还包括对家庭和社会经济的影响，因该年龄段的女性在家庭中通常扮演着多重角色，如母亲、妻子和家庭管理者等，卒中导致的功能障碍，直接影响到她们无法胜任这些角色。

三、导致绝经过渡期女性发生脑卒中的因素

（一）雌激素水平迅速下降

雌激素具有心血管保护作用，然而，随着女性走过生命的第五

个 10 年，即我国女性平均绝经年龄（50 岁左右），会出现与绝经过渡相关的一些生理变化（如雌激素水平降低、脂肪组织质量增加并呈向心性重分布、糖脂代谢异常、血压水平升高等）。这些因素会导致血液流变学变化，血细胞比容水平大幅上升，增加全血黏度，从而引起内皮损伤、血管壁剪切应力增加，导致动脉粥样硬化，以及红细胞聚集导致血栓形成，将极大地增加心脑血管疾病的发病风险。

绝经过渡期的特点是卵泡刺激素和雌二醇水平的变化，这是由卵巢质量下降导致的。雌二醇是最有效的类固醇雌激素，负责促进和调节女性性器官发育、维持女性特征、调节月经排卵周期。雌激素具有干预胆固醇代谢、舒张动脉血管、降低纤维蛋白原、提高高密度脂蛋水平和降低低密度脂蛋白水平、抗血小板和抗氧化等生理作用，还可调节骨代谢（预防骨质疏松症），并通过改变记忆和认知来调节大脑功能。45 岁前行子宫切除术的女性，患脑卒中的风险显著增加，这种风险可归因于子宫切除术后的卵巢功能下降和雌激素水平的降低。正常女性一旦进入绝经过渡期，雌激素水平就迅速下降，血管危险因素逐渐暴露，脑卒中发生率也将迅速提高。

绝经过渡期补充雌激素的办法主要有以下几种：

1. 饮食补充

多吃富含植物雌激素和维生素 E 的食物，如豆浆、黑豆、鲜豆奶等豆类及豆制品，以及小麦、大麦、燕麦、黑米、鱼、虾等。

2. 药物补充

如果绝经过渡期症状较为严重，饮食调理无法满足需求，可以在医生指导下进行药物补充。《中国脑血管病临床管理指南（第 2 版）》中强调，绝经后女性不应将激素替代治疗用于脑卒中的一级预防，也不应将选择性雌激素受体调节剂如雷洛昔芬、他莫昔芬、替勃龙用于脑卒中一级预防，如有其他原因需应用激素替代治疗的女性，可以用经皮或阴道给药的方法代替口服激素治疗。请注意，药物治疗必须在医生指导下进行，严格遵守用药剂量和疗程的规定，患者切勿随意服用。

3．生活调理

除了饮食和药物补充外，绝经过渡期女性还应注意日常调理，养成良好的生活习惯，包括规律作息、避免熬夜、保持心态平和、适当运动等。这些措施有助于延缓雌激素水平的下降速度，缓解症状。

（二）失眠、焦虑、抑郁

在绝经过渡期，女性体内激素水平显著波动，剧烈波动的激素水平非常容易诱发绝经相关症状，如潮热、盗汗、疲劳、关节和肌肉疼痛、情绪焦躁、睡眠困难、抑郁等，以上症状往往合并出现，互为因果，导致恶性循环。潮热、失眠和抑郁症状之间存在"多米诺骨牌效应"，并可能导致失眠和抑郁症状持续存在。绝经过渡期女性比年轻女性更容易出现睡眠困难，失眠是绝经过渡期常见的反复出现的症状，39%～60%绝经过渡期女性出现失眠，生活质量和健康都因此受到负面影响。绝经过渡期失眠的病因是多方面的，既往抑郁、激素变化以及与年龄相关的昼夜节律异常都可能导致失眠。而失眠会使绝经过渡期出现抑郁症状的风险增加2～3倍。失眠和抑郁症状之间的关系已经被证明是双向的，绝经过渡期是发展抑郁症状的一个脆弱窗口，失眠也可能导致此期抑郁症的持续和复发。在这种情况下，女性患上严重抑郁障碍的风险是绝经前的2～4倍。绝经过渡期发生抑郁症的概率为31.69%，抑郁症通常会导致睡眠质量变差、体重指数增加，并对自主神经系统产生不利影响，共同导致血压升高和心率增加。

2023年，一项发表在 *Neurology* 上的研究，旨在探讨失眠症状与卒中发病率的关系，该研究中的研究对象平均年龄为61岁，女性占57%。结果显示，当人们有越来越多的睡眠不好（如睡眠不足、反复醒来）的症状时，他们得卒中的风险也会随之增加，而且增加的程度是按照症状多少来分等级的，症状越多，风险增加得就越明显，特别是在50岁以下的人群中，上述的关联更明显。提高对失眠症状的认识和管理可能有助于预防卒中的发生。同年，*Neurology*上发表的另一项研究当中，女性占比为40.4%，她们的年龄范围为61.7±13.4岁，结果发现抑郁症状是急性卒中（包括缺血性和出血性卒中）的一个重要危险因素。研究还发现，入院前出现的抑郁症状与患者功能预后较差有关，但与卒中发作时的严重程度无明显关联。这表明抑郁症状可能对卒中后的恢复过程产生不利影响。一项涵盖950 759例患者的荟萃分析结果显示，焦虑症是卒中风险增加的常见因素，它使得卒中风险上升了24%。对于严重焦虑症患者，他们面临的卒中风险可能会更高。

针对绝经过渡期失眠、焦虑、抑郁症状，可以从多个方面进行综合考虑和处理。以下是详细的对策建议：①日常调理，失眠者应保持良好的作息习惯，尽量保持规律的睡眠时间，睡前避免饮用咖啡、茶等刺激性饮品，睡前进行放松活动，如深呼吸、瑜伽、冥想等，有助于身心放松，进入睡眠状态；焦虑抑郁者应保持积极乐观的心态，避免过度关注自身症状，多与家人、朋友沟通交流，分享自己的感受和想法；培养兴趣爱好，如阅读、绘画、音乐等，有助于转移注意力，缓解情绪压力；适当进行运动锻炼，如散步、慢跑、游泳等，有助于释放压力，提高身体素质。②物理治疗，可以考虑进行针灸治疗，通过针刺特定穴位来改善睡眠质量，按摩、推拿等物理疗法也有助于缓解身体疲劳，改善睡眠。③药物治疗，如上述方法无法缓解失眠症状，可以在专业医生的指导下服用适当的药物，如安眠药、抗抑郁药、抗焦虑药等，但需注意，应谨慎使用药物治疗，避免形成依赖。

（三）高血压

在绝经过渡期，卵巢分泌雌激素的能力逐渐衰退，性器官也随之出现进行性萎缩。此时上述衰变集中表现为促性腺激素分泌增多及自主神经系统功能紊乱的症候群，如阵发性潮热、出汗、睡眠不好、头痛头晕、性情急躁等一系列临床症状，并且血压不稳特别是血压偏高的症状明显。女性围绝经期高血压的病因较多，主要与雌激素水平下降、孕激素水平增高导致的高胰岛素血症、胰岛素抵抗、糖耐量降低以及围绝经期女性精神、神经失调有关。血压升高与脑卒中的发生风险呈正相关，长期持续的高血压状态可以引起动脉粥样硬化的斑块形成，导致管腔狭窄，还可以导致血管内膜受损，导致脑血管的结构和功能发生异常，增加脑卒中的风险。

另外，女性高血压与肥胖、不良饮食习惯、吸烟、睡眠时间过短或过长等不良生活习惯相关。我国 73% 的脑卒中负担与高血压有关，45～59 岁和 60 岁以上的女性高血压患病率高于男性。长期高血压可导致血管肥厚和重塑、全身及脑部血管收缩张力增加、血管腔内压力的增加、脑动脉内皮细胞和平滑肌细胞扩张、内皮细胞损伤以及血小板和细胞黏附引起局部血栓形成等，这些机制共同作用，增加了脑卒中的风险。高血压是脑卒中最重要的危险因素，高血压和脑卒中之间存在强烈的、连续的、一致的、独立的相关性。建议处于绝经过渡期的女性保持健康的生活方式，包括均衡饮食［具体可参考《成人高脂血症食养指南（2023 年版）》］、适量运动、控制体重、戒烟限酒等。此外，定期进行血压监测和心血管健康检查也非常重要。对于已经出现高血压的围绝经期女性，应根据医生建议进行相应的治疗和管理，以控制血压水平并降低心脑血管疾病的风险。

（四）糖尿病

目前，绝经过渡期和糖尿病之间的相互作用还没有得到充分的研究。可能的解释是，绝经过渡期常伴随有易患糖尿病的代谢变化，如女性绝经后上半身脂肪组织积聚的风险增加，胰岛素抵抗的发生率增加。女性绝经年龄越早，晚年患 2 型糖尿病的风险越高。

长期高血糖会损伤血管内壁，使血管变得脆弱易损，加速动脉粥样硬化的进程，引起血管堵塞、血管通过率下降，从而增加脑卒中的风险。此外，糖尿病患者的血小板聚集性增高，红细胞变形性差，纤维蛋白原增加，血液呈高凝状态，这些因素均可促进血栓形成，诱发缺血性脑卒中。荟萃分析的结果显示，女性在患上糖尿病之后，死于致命性冠心病、卒中或其他由动脉粥样硬化引起的疾病的风险比男性更高。可以说，对于绝经过渡期的女性而言，如果患有2型糖尿病，那么她们患心脏病和卒中等心脑血管问题的风险会比没有糖尿病的女性大约高出20%。此外，如果她们在50岁之前就被诊断出有糖尿病，那么患心脑血管相关疾病风险会更高。

绝经过渡期血糖升高的对策可以归纳为以下几个方面：

1. 合理饮食

遵循低能量、低脂肪、富含膳食纤维的饮食计划，减少碳水化合物摄入量；适当增加新鲜蔬菜和粗粮的摄入，如菠菜、黄瓜、番茄、荞麦、黑米、大豆等；避免吃高能量以及含糖量高的食物，以防血糖进一步升高，具体可参考《成人糖尿病食养指南（2023年版)》。

2. 适当运动

配合饮食调整，进行适当运动，如瑜伽、散步、打太极拳等。这些运动能够消耗体内的脂肪，控制体重的增长，对疾病恢复有帮助。建议每天至少进行30 min中等强度的有氧运动，如快走、骑车等。

3. 药物治疗

如果通过饮食和运动无法控制血糖，需要在医生指导下使用降糖药物进行治疗。常用的口服降糖药物包括盐酸二甲双胍片、阿卡波糖片等，必要时还需要使用胰岛素皮下注射等治疗方法。

4. 血糖监测

需定期使用血糖仪在家自测空腹及餐后2 h指尖血糖，并记录结果，实时了解自身血糖变化可帮助识别异常波动及低血糖风险，以便调整生活方式，并在医生指导下及时处理或调整用药方案。

（五）脂代谢异常

绝经过渡期的血脂变化与激素水平的波动有关。雌激素对于抑制动脉粥样硬化具有重要作用，其机制包括抑制血小板聚集、稳定血管内皮功能等。在绝经后女性中，脂代谢异常的情况较为普遍，这与体内雌激素水平的下降有关。研究指出，中年女性总胆固醇水平的变化受到绝经状态和年龄增长的共同影响。具体来说，绝经后3年的女性总胆固醇水平相较于基线水平会有明显的升高，而且这一水平通常会高于未绝经女性的同期水平。围绝经期血浆低密度脂蛋白、总胆固醇、甘油三酯和载脂蛋白B水平显著升高，高密度脂蛋白减少，这些因素均与后续发生颈动脉斑块的增加有关。目前，绝经过渡期脂代谢异常具体机制尚不明确，主要有内分泌调节失衡、肠道菌群调节异常等解释。高血脂状态使得脂质成分沉积在血管壁上，形成动脉粥样硬化斑块，这些斑块可能破裂、脱落，堵塞脑血管，此外，血脂过高还会导致血液黏稠度增加，血流速度减慢，从而增加血栓形成的风险，进一步诱发脑卒中。血脂异常动脉粥样硬化与心脑血管病关系密切，是冠心病和缺血性脑卒中发展的独立危险因素。一项纳入了包括25 169名女性的横断面研究发现，我国成年女性血脂异常患病率为32.5%，知晓率为31.84%，治疗率为20.01%，而控制率仅为9.62%。该研究还发现，40～49岁的女性血脂异常率为23.46%，50～59岁的血脂异常率为39.94%；血脂异常的患病率呈现先增高后降低的趋势，在60～69岁时达到峰值，为50.0%。据报道，我国50岁以上女性对血脂异常的知晓率和控制率较同龄男性低，这除了与女性自身关注度有关，还与医务人员对女性围绝经期血脂升高的认识不够有关。

绝经过渡期脂代谢异常的对策可从以下几个方面进行：

1. 健康饮食

减少脂肪和胆固醇的摄取量，控制胆固醇摄入量在每日 300 mg 以下，减少饱和脂肪和反式脂肪酸的摄入，如肥肉、炸鸡等高脂食物。多吃富含膳食纤维的食物，如粗杂粮、米糠、麦麸、干豆类、海带、蔬菜、水果等，建议每日摄入纤维量 35 ~ 45 g。多吃鱼、鱼油及豆制品，如鲫鱼、草鱼、豆腐、豆芽、豆腐干、豆油等，这些食物富含不饱和脂肪酸，有助于降低血脂，具体可参考《成人高脂血症食养指南（2023 年版）》。

2. 增加体育锻炼

每周进行 150 min 的中等强度运动是理想的目标，如慢跑、游泳、快走等有氧运动，以及力量训练等。适当控制体重，特别是减少腹部脂肪，避免极端节食，而是采用健康的饮食和适量的锻炼来减重。

3. 药物治疗

如果生活方式改变不足以降低血脂水平，可考虑药物治疗，如他汀类药物。

4. 定期监测血脂水平

需要监测血浆、血清总胆固醇、甘油三酯、低密度脂蛋白和高密度脂蛋白水平，以便早期发现和管理潜在的风险因素。

（六）冠状动脉粥样硬化心脏病

冠状动脉粥样硬化心脏病（简称冠心病），与脑卒中有一系列共同的危险因素，包括高血压、糖尿病、血脂异常、吸烟等。尽管心肌梗死在男性中的发病率高于女性，但高血压、糖尿病、吸烟等使女性患心肌梗死的预后较男性更差。在年龄＜50 岁的患者中，男性患者的高血压比例更高，但女性收缩压在 30 岁之后开始明显升高，绝经后更为明显。与平均绝经年龄的女性相比，过早或提前绝经的女性面临更高的非致命心血管疾病风险。在围绝经期，接受激素替代治疗的女性在患冠心病的风险上与未接受治疗的女性相近，但在脑卒中和静脉血栓形成的风险上却显著增加。雌激素能够影响胆固醇的代谢，在雌激素水平下降后，总胆固醇、低密度脂蛋白胆固醇、载脂蛋白 B 的增加比单纯因年龄增长更为显著，这可能也是绝经过渡期女性心血管疾病风险增加的一个原因。研究还发现，母乳喂养与绝经后妇女较低的脑卒中风险相关，这可能是因为催产素具有舒张血管、抗氧化和抗炎的作用，从而有助于降低心血管疾病的风险，特别是对于母乳喂养时间较长的产妇。另外，围绝经期和绝经后的激素治疗可能会增加自发性冠状动脉夹层的风险，尽管其具体机制尚未完全明确。同时，有研究指出，龋齿和牙周疾病与冠心病及缺血性脑卒中有关，因此，定期的牙科护理可能是降低缺血性脑卒中风险的有效手段。

绝经过渡期冠心病与脑卒中的共同管理：①血压管理和血脂控制，规律监测血压，适当锻炼，低盐饮食，调控脂肪，少油烹饪；食物多样，蛋白质和膳食纤维摄入充足。若已经合并高血压，钙通道阻滞剂类药物为首选药物，以降低脑卒中风险；若通过调整生活方式无法改善高脂血症，应根据医生建议选择降脂药物。②激素替代治疗，不推荐将口服激素替代治疗作为脑卒中或预防心血管疾病的一线治疗方案，若有其他使用雌激素的需要，可在医生指导下选择经皮或经阴道途径给药，严格遵守用药剂量和疗程的规定。③戒烟及避免被动吸烟。

（七）心房颤动

心房颤动（以下简称为房颤）是最常见的心律失常之一，通常表现为由心房产生病理性的增快而不规则的电活动，下传后导致心室快而不规则的收缩。瓣膜性与非瓣膜性房颤患者的脑卒中风险相似，在没有接受任何抗凝治疗的二尖瓣疾病和房颤患者中，脑卒中的风险为 5.1/100 例患者·年，而非瓣膜性房颤患者的脑卒中风险为 5.9/100 例患者·年。13%～26% 的急性缺血性脑卒中与非瓣膜性房颤相关。由于房颤时，心房无规律收缩及舒张，血液在左心房内形成涡流进而形成血栓。血栓脱落后随血液流动后进入颅内动脉，进而形成栓塞，即心源性栓塞型的缺血性脑卒中。房颤使患者患缺血性脑卒中的风险增加了 5 倍，占急性缺血性脑卒中患者病因的 25% ~ 30%。此外，与房颤相关的脑卒中通常表现为涉及多个不同血管区域的大面积多发性缺血性脑卒中。尽管男性患者较女性患者房颤发病率更高，与男性患者相比，女性房颤患者可能更容易发生脑卒中，恢复也更困难。此外，与正常绝经年龄的女性相比，过早或提前绝经的女性更容易出现心力衰竭和房颤的风险。房颤患者需要接受抗凝治疗以降低脑卒中的风险，目前药物治疗包括新型口服抗凝药及维生素 K 拮抗剂（如华法林）。对于非瓣膜性房颤患者，新型口服抗凝药与治疗窗内剂量的华法林在安全性和有效性上并无显著差异，但前者在女性患者治疗中的出血风险可能更低。

房颤的预防及管理如下。

1. 饮食

可采用地中海饮食结构，以种类丰富的植物食品为基础，包括大量水果、蔬菜、五谷杂粮、坚果；烹饪时使用植物油。若正在使用华法林抗凝，则应避免摄入较多富含维生素 K 的食物，如菠菜、柑橘类水果等。

2. 适当锻炼

控制体重作为房颤的一级和二级预防是行之有效的，能够减少房颤的发生及其危害。

3. 日常监测

患者应学会如何触摸脉搏，在心慌时可触摸桡动脉，观察搏动是否规律。也可佩戴可监测心律的电子设备，以便记录，提供诊疗依据。定期体检，完善 12 导联心电图。

4. 药物治疗

所有药物的启动与剂量的调整须遵循专科医师的建议。若出现房颤，及时启动抗凝治疗，以减少栓塞事件的发生。若心率偏快，可服用降低心率的药物。所有患者在接受抗凝治疗过程中，均有不同程度的出血风险，包括出血性脑卒中，故在日常生活中均需注意避免碰撞、外伤等。

（八）心脏瓣膜病

心脏瓣膜病引起脑卒中的机制有很多，在非感染性瓣膜疾病中，有以下两点：第一，房颤，主要为风湿性心脏病相关的二尖瓣狭窄等引起左心房扩大，导致房颤发生率升高，心房不规律收缩导致血栓形成，而风湿性心脏病在全年龄段的女性中更为常见；第二，瓣膜钙化，如主动脉瓣二叶式畸形等容易在早期发生瓣膜钙化、狭窄，钙化碎片脱落后引起颅内血管栓塞，导致脑卒中发生。但整体而言，在主动脉瓣狭窄的患者中女性主动脉瓣钙化程度低于男性。与男性相比，女性主动脉瓣狭窄进展较慢，主动脉瓣反流的比例较低，但全因死亡率差距不大。感染性心内膜炎（infective endocarditis，IE）由病原微生物经血行途径直接入侵心内膜引起，主要累及的瓣膜包括主动脉瓣及二尖瓣。细菌入血后脓性渗出物、血栓、坏死组织等在瓣膜处形成赘生物，破碎、掉落后形成细菌栓子，引起动脉栓塞，可导致脑卒中的发生，而栓塞事件的发生率约为25%。男性患者主动脉瓣和二尖瓣受累的比例分别为26.41%和21.98%，而这些比例在女性中分别为24.55%和31.94%，这表明在男性患者中IE主要累及主动脉瓣，而在女性患者中主要为二尖瓣受累。IE在男性患者中发病率更高，可能是由于雌激素对于内膜的保护作用从而降低女性对IE的易感性，但在年龄匹配的分析中，女性患者的住院死亡率为32.8%，男性的住院死亡率为25.7%；研究表明，在IE患者中，女性患者往往较为虚弱，并且她们接受手术治疗的比例低于男性，这可能是女性患者住院死亡率较高的原因之一。因此，对于IE患者，如果存在明确的手术指征，应当尽可能地进行手术治疗，以改善患者的预后。

心脏瓣膜病的管理：①定期进行体检，由专科或全科医生进行听诊初步判断，大多瓣膜疾病有特征性的杂音，可进一步完善超声心动图。②标准的动脉粥样硬化一级或二级预防对脑卒中和钙化性主动脉瓣疾病患者至关重要，养成健康饮食习惯，低脂低盐饮食，加强体育锻炼；若合并血脂异常，及早干预。③在专科医生的指导下进行药物及手术治疗，若合并房颤或心腔内已有血栓形成，及早启动抗凝治疗；在接受抗凝治疗期间，避免碰撞、外伤，减少出血性脑卒中的发生；若符合手术指征，尽早干预，避免灾难性后果的发生。④避免文身、文眉等有损皮肤的操作，减少 IE 的发生。

四、激素替代治疗对女性心脑血管的影响

激素替代治疗是通过补充有关缺乏的激素来治疗激素分泌减退所引起的疾病的治疗方法。激素替代治疗是治疗女性绝经期后由激素水平变化导致的阴道萎缩、骨质疏松、潮热、盗汗、失眠、易疲劳、性欲减退等症状的常用治疗方案之一，包括仅雌激素、雌激素＋孕激素（联合）或生物同源激素替代疗法。临床应用激素替代治疗已逾半个世纪，近年来其在卵巢癌等妇科肿瘤、心血管疾病、非医疗目标影响以及高风险人群使用的不良反应方面被频繁讨论，本书中主要针对同激素替代治疗相关的心脑血管疾病"双刃剑效果"，进行简要介绍。

（一）激素替代治疗的益处

流行病学显示，与男性相比，年龄较大的女性尤其是绝经后女性更容易出现动脉粥样硬化和心血管疾病。相较于绝经前雌激素水平较高的女性，过早绝经（＜40 岁）且没有接受进一步的雌二醇治疗的女性死于神经系统疾病（如帕金森病和阿尔茨海默病）、脑卒中和冠心病的风险增加 5 倍。激素替代治疗在心血管系统方面的益处一直是医学研究的热点话题，既往部分研究表明，激素替代治疗在改善患者脂质代谢、血管保护作用、降低血压、减少心血管疾病风险等方面可能存在潜在益处，但也一直存在争议，需要医生针对患者采取个体化的治疗决策。

（二）激素替代治疗的风险

目前，研究表明激素替代疗法增加了患心脏病、脑卒中及血栓某些严重疾病的风险，主要风险取决于以下因素。

1. 年龄及使用时间

2018 年中华医学会妇产科学会绝经学组更新的《中国绝经管理与绝经激素治疗指南（2018）》中指出，对于在绝经 10 年内或 < 60 岁且有明显绝经期症状的女性来说，激素替代治疗的获益是远大于风险的。赫尔辛基大学医学院一项针对 432 775 例女性的观察性研究也指出，停止绝经后激素替代治疗的 60 岁以下女性 1 年内心源性疾病及卒中所致死亡风险会增加，但在 60 岁以上女性中则未见上述风险增加。60 岁以上或绝经超过 10 年的女性开始接受激素替代治疗后出现上述疾病的风险较大。较年轻并且开始激素替代治疗较早的女性可以在心血管疾病的治疗中显著获益，围绝经期是激素替代治疗预防心血管疾病的最佳时期。但实际临床治疗中，在决定是否使用激素替代治疗之前，还需要对患者进行全面的评估，根据评估结果是否符合治疗条件再进行判断，同时还需要制订个性化方案，使用前告知患者可能存在的风险和益处，由患者本人自行决定。

2. 激素治疗剂量及类型

主要指激素替代治疗是单独给予雌激素还是与孕激素一同使用，以及雌激素的剂量和类型。2017 年，*Stroke* 杂志上发表的研究分析了 1995 年至 2010 年期间丹麦 51 ~ 70 岁的 980 003 名女性的数据，结果显示，与从未使用激素治疗的女性相比，持续使用、周期性使用雌激素与孕激素结合疗法以及仅使用口服雌激素治疗，所有类型卒中风险增加的比例分别为 1.29%、1.11% 和 1.18%。使用雌激素－孕激素药片的激素替代疗法增加了患心血管疾病风险，通过低剂量和非口服途径如贴片或阴道给药可降低激素替代治疗风险。

3. 个人健康史

值得注意的是，对于已经存在心血管疾病危险因素的情况，则不推荐将激素替代治疗用于心血管疾病的一级或二级预防。关于激素替代治疗在心脑血管疾病方面的风险，有临床研究表明，可以通过改变用药方式、剂量、治疗起始时间以及疗程的方法来降低风险。"时间窗"概念的提出让科学合理使用激素替代治疗的围绝经期女性的冠心病风险明显降低。家族史和个人疾病史以及患癌症、心脏病、脑卒中、血栓、肝病和骨质疏松症的风险是决定个人是否适合激素替代疗法的重要因素。

为了达到最好的效果，激素治疗应该遵循个体化原则，并定期进行随访护理，同时坚持健康的生活方式，控制高胆固醇或高血压等健康问题，以此来确保治疗利大于弊。

五、哪些妇科常见恶性肿瘤可能会导致脑卒中

(一) 常见妇科恶性肿瘤与脑卒中的关系

1. 子宫内膜癌

子宫内膜癌是发生于子宫内膜的一组上皮性恶性肿瘤，以来源于子宫内膜的腺癌最为常见。子宫内膜癌是女性生殖系统中最常见的恶性肿瘤之一，约占女性所有恶性肿瘤的 7%，以及女性生殖系统恶性肿瘤的 20%~30%。子宫内膜癌的平均发病年龄为 60 岁，其中大约 75% 的患者发病年龄在 50 岁以上。韩国学者对宫颈癌、子宫内膜癌和上皮性卵巢癌患者进行了一项单中心回顾性队列研究，在这项研究中，644 名妇科癌症患者中有 54 名（8.4%）患者发生了脑卒中。

2. 卵巢癌

卵巢癌发病率居女性生殖系统恶性肿瘤的第 3 位，病死率居首

位，也是发生血栓风险最高的实体肿瘤之一，血栓形成与年龄、肿瘤组织病理类型、治疗方式、既往血栓病史等相关。卵巢癌合并脑卒中的概率为 1.11% ~ 1.7%。然而临床医护人员多关注于卵巢恶性肿瘤所引起的静脉系统血栓，相关的动脉系统血栓则较少被关注。我国台湾地区开展了一项队列研究，研究对象包括卵巢癌患者队列及其匹配的对照组，共计 8 810 人，中位年龄为 49 岁，中位随访时间分别为 2.68 年和 3.85 年后，卵巢癌队列的缺血性脑卒中发病率比对照组高 1.38 倍，特别是 50 岁以下的卵巢癌患者，她们患脑卒中的风险更是高出了 2.28 倍。该研究还发现，卒中发展的重要危险因素是高血压、糖尿病和化学药物治疗（简称化疗），尤其是铂类化疗方案。

3. 宫颈癌

国内外学者均报告宫颈癌患者血栓栓塞的发生率显著增加。我国台湾地区的一项研究纳入了 893 例接受放射治疗（简称放疗）的宫颈癌患者以及 1 786 例对照组，截至 5 年随访结束时，共有 161 例缺血性脑卒中患者，其中放疗后宫颈癌组 70 例，对照组 91 例。放疗与缺血性脑卒中事件之间的中位间隔时间为 32.3 个月。宫颈癌组缺血性脑卒中的 5 年累积风险显著高于对照组，尤其是 51 岁以下的年轻患者。因此，学者们认为放疗引起的晚期并发症不仅可以是局部的，还可以是全身的。

研究表明，癌症患者可能会面临更高的脑卒中后早期病情恶化、残疾、复发性血栓栓塞以及死亡的风险。脑卒中的风险与癌症的分期直接相关，尤其是晚期癌症（如第四期）患者，他们在癌症诊断后的第一个月内，脑卒中风险可能超过 10 倍。此外，有数据显示，与未患癌症的女性相比，患有妇科癌症的女性在心脑血管疾病的发病率较高。然而，目前尚未发现妇科癌症患者与其他类型癌症患者在心脑血管疾病的发作风险上存在显著的统计学差异。

（二）临床中妇科恶性肿瘤导致脑卒中的主要机制

1. 肿瘤的转移和浸润

肿瘤患者发生脑卒中的类型可能是出血性脑卒中或者是缺血性脑卒中，常表现为急性或慢性发病。肿瘤患者较普通人群而言更易发生脑卒中。当肿瘤侵犯脑膜，即肿瘤发生了脑转移，此时肿瘤细胞广泛浸润软脑膜，引起脑血管痉挛，表现为短暂性脑缺血发作，或者肿瘤侵及动脉壁而导致缺血性脑卒中。一般来说，肿瘤细胞侵犯硬脑膜，容易造成硬膜静脉窦血栓，临床表现可有头痛、意识改变、癫痫发作等，这是肿瘤的直接作用。至于肿瘤的间接作用，则是由于肿瘤的长期浸润，容易使血管局部变得狭窄，加上肿瘤自身的毒素、免疫因子长期作用于血管，引起血管内膜损伤，加速了动脉粥样硬化形成，大动脉粥样硬化就是肿瘤患者发生脑卒中的常见原因。

2. 肿瘤导致的凝血功能障碍

妇科肿瘤相关的凝血功能障碍主要来源：一是妇科肿瘤本身导致的凝血功能异常，尤其是子宫和卵巢肿瘤，可能会引起 D - 二聚体水平升高、血小板功能障碍等；二是妇科肿瘤治疗中常用的手术、化疗和放疗，也可能对凝血功能产生负面影响。为了减少凝血功能障碍给患者带来的风险，医生在诊断和治疗妇科肿瘤时通常会关注凝血功能指标，及时监测患者的凝血状态并进行相应处理。如果出现凝血功能障碍，医生可能会调整治疗方案，例如给予抗凝治疗或补充凝血因子等。纠正凝血功能异常有助于提高患者的治疗效果和生存率。

3. 肿瘤治疗的不良反应

化疗作为实体恶性肿瘤的一个重要的治疗手段，在临床上已经广泛应用，其中顺铂是妇科癌症化疗方案中常用的化疗药物。75%的脑卒中常发生在以顺铂为基础的化疗过程中，在第一个疗程后，约 62.5% 的患者会发生脑卒中，这侧面反映出化疗药物的直接效应或可导致血管闭塞。相较于非铂类化疗方案治疗卵巢癌，以顺铂或以卡铂为基础的化疗方案可能会增加患脑卒中的风险。单独接受手术治疗的乳腺癌患者与接受放疗联合手术治疗的乳腺癌患者发生脑卒中的风险没有差异。然而，与一般人群相比，接受放疗加激素治疗的患者脑卒中风险升高。宫颈癌患者放疗或放化疗后心血管并发症发生率增加。与一般人群相比，接受放疗作为宫颈癌治疗方式之一的患者发生缺血性脑卒中的风险更高。宫颈癌患者放疗可能诱发全身性血管损伤，从而增加脑卒中风险。

4. 肿瘤导致的激素变化

目前的研究尚未明确证实妇科肿瘤激素变化与脑卒中的发病率之间存在直接因果关系。虽然一些研究表明雌激素对神经细胞有一定保护作用，但"妇科肿瘤患者是否存在更高的脑卒中风险"这一具体问题，仍然需要更多的研究来进一步确认。目前，已明确激素治疗可能影响人体的代谢过程和凝血机制，使得患者更容易发生动脉硬化、高血压、血栓形成等状况，从而增加患脑卒中的风险。此外，部分妇科肿瘤需要接受激素治疗，在进行妇科肿瘤激素治疗时，医生会综合考虑患者的个体情况和患脑卒中的潜在风险，并根据具体情况权衡利弊。因此，患者在接受激素治疗期间应定期进行健康检查，控制好血压、血糖和血脂等指标，以降低患脑卒中的风险。如果患者在接受激素治疗期间出现头痛、视力障碍、言语困难等脑卒中的症状，应及时就医。

六、乳腺癌也与脑卒中有关系吗

乳腺癌是我国女性中最常见的恶性肿瘤之一，目前临床尚未发现有效方法能够完全控制住其发病率和死亡率。在中国，乳腺癌居女性恶性肿瘤发病率之首，2020 年新发病例达 42 万，发病数增速全球第一；乳腺癌的中位发病年龄为 45 ~ 49 岁，在我国，40 岁以下的乳腺癌患者约占所有乳腺癌患者的 14.9%，而 35 岁以下的患者占比约为 6.5%。值得注意的是，年轻人群乳腺癌的发病率正在逐渐上升。研究表明，有乳腺癌病史的患者发生脑卒中的风险较高，脑卒中发生率高达 7.0%。此外，约有 18.3% 的乳腺癌患者出现的症状是急性缺血性脑卒中。活动性乳腺癌患者发生缺血性脑卒中的风险是普通人群的 1.5 倍，这种情况被称为乳腺癌相关缺血性脑卒中（breast cancer-related ischemic stroke，BCRS）。有报道指出乳腺癌是与致死性脑卒中高度相关的因素之一。

　　BCRS 主要可能的机制有肿瘤直接效应、乳腺癌相关的凝血功能异常及抗肿瘤治疗。乳腺癌发生脑转移在所有癌症中位居第二。早期乳腺癌女性患者中，脑转移的发生率不到 3%，而在转移性乳腺癌患者中，有 10% ~ 16% 的患者在初始诊断时即存在症状性脑转移。Science 杂志上发表的一篇文章显示乳腺癌细胞有独特的癌细胞迁移通路，乳腺癌细胞会沿着椎体血管外表面攀爬，并一路顺着贯穿颅骨的导静脉进入软脑膜；而后软脑膜浸润侵袭动-静脉窦、肿瘤栓塞、肿瘤压迫等均可导致脑卒中发生。另有研究发现，乳腺癌患者常伴有凝血功能和纤维蛋白溶解功能的变化，具体表现为血浆凝血酶原时间、活化部分凝血酶时间、凝血酶时间和纤维蛋白原定量等指标的异常。乳腺癌患者的血浆 D-二聚体水平升高可能与血栓形成的风险增加有关，特别是雌激素受体阳性的乳腺癌患者存在激素相关的凝血问题，可能导致血栓形成，并增加脑卒中的风险。研究发现，治疗乳腺癌时，放疗和化疗都可能损伤血管内皮，这种损伤可能会导致血管受损和血栓形成，例如铂类化合物、甲氨蝶呤、L-天冬酰胺酶可明显增加缺血性脑卒中及血栓形成的风险。

　　乳腺癌的诊断和治疗对女性来说，在生理和心理上都是巨大的挑战。除了遵循规范的诊疗外，公众应该提高警觉，重视定期筛查。除了遗传因素，乳腺癌的主要风险因素还包括肥胖、缺乏运动和摄入过量高蛋白食物。女性可以通过控制这些风险因素来降低患癌的风险，从而预防乳腺癌的发生。患者在抗肿瘤治疗期间应定期监测自己的血压、血糖、血脂等指标，这有助于及时发现可能的异常情况并采取措施予以干预。保持均衡的饮食，减少饱和脂肪、胆固醇和盐的摄入，增加水果、蔬菜、全谷类食物和健康蛋白质的摄入。避免食用高糖和高脂肪食物，有助于控制体重和血糖。此外，健康生活方式还包括戒烟、限制饮酒、保持适度运动和减轻压力，这些对心血管健康都有益处。进行抗肿瘤治疗期间，患者应严格遵循医生的治疗方案和建议，如果出现任何不适或疑问，及时与医生沟通并寻求帮助。

（彭章艳　李铭　张盟若　张雨薇　李怡坚　李锐韬　陈宇琦吴晓妍　王金垚　陈爱迪）

第五章

绝经后期女性脑卒中

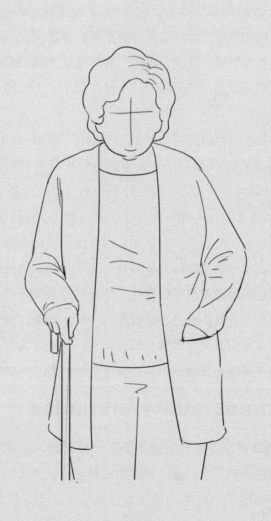

一、绝经后期女性脑卒中流行病学、危害及发病特点

《2022 中国卫生健康统计年鉴》数据显示，脑血管疾病是城市居民的第三大死因，仅次于心脏病和恶性肿瘤。2021 年女性城市居民脑血管疾病死亡率为 124.52/10 万，其中 50～54 岁女性死亡率为 21.85/10 万，55～59 岁女性死亡率为 40.17/10 万，60～64 岁女性死亡率为 70.08/10 万；2021 年女性农村居民脑血管死亡率为 158.06/10 万，其中 50～54 岁女性死亡率为 35.65/10 万，55～59 岁女性死亡率为 67.32/10 万，60～64 岁女性死亡率为 108.07/10 万。年龄每增加 5 岁，女性脑血管疾病死亡率增加近一倍。国际卒中结局研究汇总了来自欧洲、澳洲、南美洲和加勒比地区的 13 项基于人群的发病率数据，结果表明，女性在脑卒中 1 年和 5 年时的合并死亡率更高。

绝经后期指绝经后的生命时期，包括自然绝经（生理性绝经 1 年后，即闭经至少 12 个月的永久停止月经）和手术绝经（双侧卵巢切除），中国女性开始进入围绝经期的平均年龄为 46 岁，绝经的平均年龄为 49.5 岁，约 90% 的女性在 45～55 岁绝经。脑卒中的风险和患病率随着年龄的增长而增加，因女性的预期寿命一般高于男性，女性首次发生脑卒中时的年龄往往高于男性。绝经的实质是卵巢衰退而引起的雌激素水平的变化。临床试验数据表明，雌激素具有保护神经作用，女性绝经后雌激素水平明显降低，导致女性绝经后脑卒中发生率明显高于男性。研究报告，在中年人中，女性脑卒中患病的终生风险为 20%～21%，高于男性的 14%～17%。

二、绝经后期女性患脑卒中所面临的健康负担

据《2022 中国卫生健康统计年鉴》数据显示，2021 年公立医院出院患者医疗费用中，脑血管病总费用高达 762 亿元。与男性相比，女性在脑卒中后的功能恢复往往较差，生活质量也相对较

低。这可能是由于女性更晚被诊断出脑卒中、脑卒中病情更严重、脑卒中前的身体功能更差、伴随的疾病更多、获得的社会支持较少，以及丧偶的概率更高等因素导致的。这些因素都可能影响女性脑卒中后的康复和预后。脑卒中后高致残率和高复发率导致老年女性生活自理能力下降，对医疗、照料费用需求增高，病死率也显著增加，给社会和家庭都带来巨大负担。

现有的研究表明女性比男性更容易经历卒中后抑郁（post-stroke depression，PSD），PSD 的性别差异可能与多种因素有关，包括生物、心理社会和环境因素。女性可能因为生理和心理上的不同，以及对卒中后功能恢复和生活质量的影响，而更容易发展为 PSD。除了抑郁，女性卒中患者在焦虑方面也往往比男性有更差的结果。另有研究显示，在首次卒中患者中，卒中后 90 d 内，女性在认知功能上的表现显著低于男性，且痴呆的发病率也明显高于男性。导致女性卒中后认知结果较差的主要因素包括较大的卒中发病年龄、卒中前较差的功能和认知状态，以及较低的教育水平。

英国一项长达 25 年的前瞻性随访研究中，纳入年龄范围 72 ± 15.6 岁的女性，该研究表明女性卒中患者存活率显著高于男性，但女性存活患者的转归不如男性存活患者，这种差异会一直持续到卒中后 5 年。2019 年中国脑卒中及其亚型不同性别和年龄别的疾病负担研究显示，女性缺血性脑卒中的疾病负担在 70 岁及以上年龄分组最为沉重，该年龄组的伤残调整寿命年率分别为 668.44/10 000 和 611.82/10 000。

三、导致绝经后期女性发生脑卒中的因素

（一）高血压

高血压病（定义为收缩压/舒张压 ≥ 140/90 mmHg）是绝经后期女性脑卒中最常见的危险因素，也是最重要的可干预危险因素。随着年龄的增长，高血压的患病率在男性和女性中均呈上升趋势；然

而，绝经后期女性的高血压患病率急剧上升，最终超过男性的患病率。一项国际人口健康调查报告结果显示，绝经后期女性的高血压患病率高于老年男性，这主要是因为绝经后期女性性激素水平下降，肾素－血管紧张素－醛固酮系统对心脑血管功能的有益影响降低，作用于血管紧张素Ⅱ受体引起一氧化氮的敏感性下降，导致血压上升。

绝经后期女性血压为正常高值者（收缩压 120 ~ 139 mmHg 或舒张压 80 ~ 89 mmHg），应首先采用非药物治疗或调整生活方式以降低血压。早期或轻度高血压患者应首先采用改变生活方式治疗，3个月效果仍不佳者，应在医生指导下加用抗高血压药物治疗。健康的生活方式对防治高血压非常重要，如戒烟限酒、根据自身情况进行合适的运动等。饮食方面，《中国居民膳食指南（2022）》推荐成人食盐摄入量≤5 g/d，膳食中应减少钠的摄入量和增加钾的摄入量，减少含盐调味品以及加工食品中盐的摄入量等，推荐使用无钠盐来降低食物中钠的摄入量。与此同时，高血压患者应保持良好的情绪，不良情绪可使血压波动，增加脑卒中的发生率。如果血压控制仍不理想，应遵医嘱正确使用降压药，严格按医嘱规律服药，按时复诊。有效的降压治疗可以降低 20% ~ 30% 脑卒中的发病风险，也能减少高血压导致的相关器官损害或死亡。

（二）糖尿病

既往研究显示，女性糖尿病患者发生脑卒中的相对风险比男性糖尿病患者高 27%，女性糖尿病患者发生缺血性脑卒中后死亡的风险也比男性高，这是因为胰岛素抵抗影响交感神经系统、肾素－血管紧张素系统的作用，损害血管内皮功能，从而增加糖尿病血管并发症风险，并对脑卒中预后产生不良影响。

美国糖尿病学会和中华医学会糖尿病学分会最新发布的指南均建议，一般成年糖尿病患者的血糖控制目标为糖化血红蛋白 < 7%，空腹血糖 4.4 ~ 7 mmol/L，餐后血糖 < 10 mmol/L。值得注意的是，

血糖控制目标应个体化，为预防糖尿病的微血管和大血管并发症，需要克服治疗惰性并根据个体化目标进行治疗。在日常生活中，患者应根据医生建议定期监测血糖，必要时进行糖化血红蛋白或糖耐量检测。在血糖的控制方面，改变饮食和生活方式是最基本的措施，如增加锻炼活动来减轻体重，少摄入含糖量高的食物和水果，必要时制订血糖控制方案来控制血糖，才能有效降低脑卒中的发生率。具体饮食建议同绝经过渡期糖尿病部分。

（三）心房颤动

在 30 项队列研究的荟萃分析中，房颤与女性脑卒中的风险比男性高近 2 倍。同时，有研究表明绝经后女性使用雌激素治疗与更高的房颤发生率有关。因此，65 岁及以上的妇女应积极行房颤筛查，推荐脉诊加心电图检查。确诊为房颤的患者，应积极找专科医生治疗，在药物使用上应严格遵医嘱规律服用药物。服用新型口服抗凝药治疗房颤的患者，应定期监测肾功能，以便医生进行剂量调整，必要时在医生指导下进行个体化抗栓治疗。房颤患者日常生活应规律作息、均衡饮食、控制体重、戒烟、戒酒或尽可能减少酒精摄入量。

（四）脂代谢异常

脂代谢异常是绝经后期女性脑卒中的危险因素之一，尤其是大动脉粥样硬化导致的卒中。全国妇女健康研究（Study of Women's Health Across the Nation，SWAN）研究结果显示，中年女性在经历了绝经期后，血清总胆固醇、低密度脂蛋白胆固醇以及载脂蛋白 B 的水平均显著升高，并与远期的颈动脉斑块形成相关。有大量证据表明，雌激素通过促进血管舒张、减少纤维化、改善线粒体功能和抗氧化活性来降低动脉粥样硬化发生风险。绝经后期女性由于体内激素水平显著降低、体内脂肪重新分布等因素，内脏脂肪沉积加速，心脏代谢风险迅速增加，进而导致脂代谢紊乱，增加心血管疾病的发生风险。研究发现，女性绝经与心血管系统的变化、体脂分布、血压和血脂水平的显著变化有关，这些变化均可能增加心脑血管疾病的风险。绝经后期女性由于激素水平的变化，更容易出现动脉粥样硬化和心脑血管疾病。研究指出，冠心病患者发生脑卒中的风险是正常人群的5倍以上，而在脑卒中患者中，有超过20%的人伴有冠心病。脑卒中与冠心病有许多共同的高危因素，其中包括动脉粥样硬化，而血脂异常是其主要的危险因素之一。此外，颈动脉沉积也是诱发脑卒中的风险因素，因为颈动脉斑块性质的改变可能导致其脱落，进而引发缺血性脑卒中。因此，对于绝经后期女性，中华医学会指南建议定期监测颈动脉内膜中层厚度，使用药物控制等方法有效对抗血脂水平的异常升高，控制不佳者可遵医嘱服用他汀类药物进行调节，定期进行血脂水平的检测，做到冠心病高危因素的早期识别与监管。饮食控制的方法包括减少饱和脂肪酸（＜总能量的7%）和胆固醇（300～500 mg/d）的摄入，同时通过运动和改善生活方式（戒烟限酒、增加运动等）来管理，从而达到预防远期心脑血管疾病的目的。

（五）肥胖

2023年，英国国家卫生与临床优化研究所（National Institute for Health and Care Excellence，NICE）发布的《肥胖：识别、评估和管理指南》中，将超重定义为BMI 23～27.4 kg/m^2，肥胖定义为BMI≥27.5 kg/m^2。女性往往在中年时容易发生肥胖，传统理念认为这一变化与年龄的增长和绝经状态的变化相关。英国一项队列研究发现，无论是男性还是女性，肥胖者发生脑卒中的风险都增加约30%，女性比男性与缺血性脑卒中的关联更强。在SWAN研究中，通过电话对16 065名中年女性进行了随访，结果显示自然绝经的女性的BMI与绝经前相似，而经历过手术绝经的女性的BMI则高于绝经前。此外，在对543名经历绝经的中年女性进行的为期6年的随访中，观察到她们的腰围平均增长了6%。这表明，腰围作为反映肥胖情况的一个重要指标，在绝经后期女性中的变化可能与她们的健康状况有关。NICE 临床指南中也提到，某些族裔背景的人群由于易出现中心性肥胖，并且在 BMI 值较低时可能已经面临较高的心血管代谢风险，因此，应使用较低的 BMI 阈值作为超重和肥胖的实用衡量标准。国内研究也发现，随着年龄增长，绝经期女性的平均腰围在 3 年随访期间明显增长。肥胖者多伴有内分泌紊乱，血中胆固醇、甘油三酯含量增高，高密度脂蛋白降低，容易发生动脉硬化，又易引发糖尿病、冠心病和高血压等疾病，这些都是脑卒中的危险因素。研究表明，肥胖者发生脑卒中的风险比一般人高 40%，猝死发生的风险是一般人的 1.86 倍。

肥胖人群应根据自身情况采取个性化体重管理方案，包括每日记录体重、饮食及运动情况，并接受每月的随访，根据减重情况及时调整方案。运动应以有氧运动为主，保持规律性运动。根据个体情况选择合适的运动方法，如步行、快走、慢跑、游泳、瑜伽、足球、八段锦等。2022 年发布的《中国居民肥胖防治专家共识》建议超重/肥胖成年人每周进行中等强度有氧运动至少 150 min，最好每天运动 30～90 min，每周运动 3～7 d，总共 200～300 min/周，同时进行抗阻训练，2～3 次/周或隔天进行。超重/肥胖老年人每周进行适当中低强度有氧运动至少 150 min，每周 3～5 d，同样加上抗阻训练，2 次/周，隔天进行，加强平衡锻炼。对于日常久坐的人群，建议每静坐 1 h 后活动几分钟。这些个性化的管理措施都有助于促进健康体重的达成和维持。对于生活方式干预减重失败或无法维持减重效果的患者，可在医生指导下联合应用减重药物。对于 BMI ≥ 35 kg/m^2 且合并其他并发症的患者，建议由医生进行评估，判断是否进行减重代谢手术。这种手术可能包括各种形式的胃部手术或代谢性手术，旨在帮助患者减轻体重，解决与肥胖相关的健康问题。

（六）代谢综合征

1998 年，WHO 将多种代谢异常的临床表现正式命名为"代谢综合征"（MS），它是绝经后期妇女脑卒中的危险因素之一。MS 是多种心脑血管疾病代谢危险因素的聚集状态，包括超重/腹型肥胖、胰岛素抵抗、糖代谢异常、血脂紊乱和高血压。雌激素通过特异性受体参与糖代谢和脂类代谢，影响脂肪的分布。随着老年女性绝经后雌激素水平的下降，腹型肥胖、胰岛素抵抗及相关疾病发生增加，老年女性患 MS 的风险更高。MS 与脑卒中有着共同的病理基础，可显著增加脑卒中发病和死亡风险。北曼哈顿研究显示，30% 女性脑卒中可归因于 MS，这一比例明显高于男性的 12%，并且 MS 对女性脑卒中的危害更大。

MS 患者应积极对脑卒中危险因素进行管理与治疗，其中包括通过生活方式的改变和药物治疗来降低血压、调节血脂、控制血糖等。建议至少每月进行一次饮食、体力活动和体重变化的评估。如果 3 个月内体重下降未达到 5%，则应重新评估并及时调整体重管理策略。

（七）内源性雌激素暴露

绝经的实质是卵巢功能衰退而引起的雌激素水平的下降，从而减弱雌激素的保护作用。雌激素在生理上具有多种作用，如参与调节蛋白质的合成、水电解质的平衡以及脂质代谢等生理过程。研究表明，雌二醇的水平降低可能是发生缺血性脑卒中的重要因素之一。反映内源性雌激素暴露的生殖寿命（定义为从月经初潮到绝经的时间）与脑卒中风险密切相关。一项大型汇总分析结果显示，生殖寿命 <30 年的女性比生殖寿命为 36～38 年的女性发生脑卒中风险增加 75%。澳大利亚一项为期 20 年的大型研究发现，生殖寿命每增加 1 年，脑卒中风险降低 7%。2023 年，美国 *Neurology* 杂志发布了一项在中国进行的研究，探讨绝经后女性终生累积雌激素暴露与全脑卒中和各种亚型的关联，结果显示生殖寿命持续时间与较低的总卒中、缺血性脑卒中和脑出血风险相关，简而言之，初潮越晚、绝经越早的女性脑卒中发生的风险越高。

基于《中国居民膳食指南（2022）》，建议绝经后女性采用以下膳食方案：多吃蔬果、奶类、全谷物、豆类，适量吃鱼、禽、蛋、瘦肉，控糖（<50 g/d，最好25 g/d）、少油 [（25～30）g/d]、少盐（<5g/d）、限酒（酒精量≤15g/d）、戒烟、足量饮水（1 500～1 700）mL/d。绝经后期女性日常生活中每周进行规律有氧运动 3～5 次，每周累计 150 min，另增加 2～3 次抗阻运动，以提高肌肉量和肌力。

（八）绝经激素治疗

绝经激素治疗（menopausal hormone therapy，MHT）是一种通过弥补因卵巢功能衰退导致的雌激素不足而采取的治疗措施，是唯一能够综合解决由于绝经后雌激素缺乏而引起的各种相关问题的治疗方案。可在医生的指导下，对于具有适应证、无禁忌证的患者，进行个体化的 MHT 治疗。MHT 的应用不仅可以缓解绝经相关症状，还在一定程度上有助于延缓或避免中老年慢性代谢性疾病的发生，改善和提高中老年女性的生命质量。与绝经早期开始激素治疗的女性相比，年龄 >60 岁或绝经时间 >10 年或 20 年开始激素治疗的女性发生脑卒中的风险更高。然而，在两项妇女健康倡议激素治疗试验中，单独使用雌激素或雌激素加孕激素治疗都会增加卒中风险。2022 年欧洲卒中组织发布的女性卒中指南建议，绝经后妇女在考虑激素替代治疗时应谨慎，注意降低脑卒中发生的风险。因此，绝经后妇女若符合 MHT 治疗适应证，应遵循由医生制订的个体化治疗方案。

四、绝经后期女性应定期进行的体检项目

绝经后期女性应定期进行以下体检项目，以早期发现问题，预防脑卒中发生。

（1）心电图。建议 65 岁以上的老年人积极进行房颤筛查。

（2）血脂检查。为及时发现血脂异常，建议绝经后期女性每

3~6 月进行一次血脂检查。

（3）体脂分布检测。包括 BMI 的计算、腰围测量、腰臀比计算。另外，通过专业设备可以测量体脂含量，有助于进一步了解中年女性的脂肪分布变化，以早期诊断 MS。

（4）性激素检查。性激素 6 项检查，包括垂体分泌的促性腺激素——卵泡刺激素、黄体生成素、催乳激素，以及卵巢分泌的雌激素、孕激素、雄激素。通过检测这些激素水平，可以了解女性的卵巢基础功能，并对生殖内分泌疾病进行诊断。

（5）颈部血管超声。颈部血管超声包括颈动脉超声和椎动脉超声。这种检查方法简便、无创、易于重复，成像清晰、分辨率高。它不仅能够准确判断颈部血管的狭窄程度和范围，还能够判断斑块的性质，对于确认颈动脉源性栓塞具有提示意义。对于高血压、吸烟史、糖尿病、高脂血症等高危人群，进行颈部超声检查是必要的。通过早期发现动脉粥样硬化斑块，及时进行干预和治疗，对于预防 IS 具有重要的意义。根据《中国脑血管病临床管理指南》，年龄 >40 岁、合并 2 个或以上脑卒中主要危险因素的颈动脉狭窄的患者，建议每年在有条件的医院进行超声筛查和随访，评估狭窄的进展和卒中风险。

（6）经颅多普勒（transcranial Doppler，TCD）或经颅彩色多普勒血流成像（transcranial color coded Doppler，TCCD）。TCD/TCCD 是一种有效、无创伤性脑血管检查方法，目前在临床得到广泛应用。它用于判断和筛查与脑卒中相关的颅内动脉病变，能够及时发现颅内血管的狭窄、堵塞和痉挛等情况。《中国脑血管超声临床应用指南》中推荐：有脑卒中危险因素的患者，可以用 TCD/TCCD 筛查颅内血管狭窄；对无症状颅内动脉狭窄患者，应定期进行 TCD/TCCD 随访。对于具有脑卒中高风险因素的患者，例如有颈动脉斑块、糖尿病或吸烟史的人，建议每 6 个月进行一次随访检查。

（李叶玲　张盟若　张雨薇　陈爱迪　王金垚）

第六章
康 复 护 理

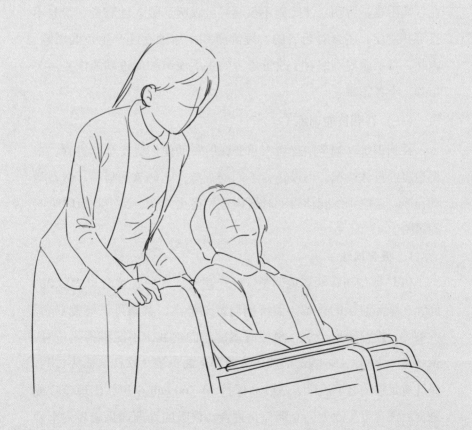

一、女性脑卒中患者居家吞咽康复训练

吞咽障碍是脑卒中常见的功能障碍之一，严重影响患者的生活质量和心理健康。根据诊断标准、评估时间和方法以及卒中特征，29%～81%的急性缺血性脑卒中患者存在吞咽困难。吞咽障碍是指个体在进食时无法顺利将食物送至胃内的过程，表现为不自主流口水、进食后有哽咽感、进食时间延长、进食费力、进食量减少、饮水呛咳、食物反流等症状。尽管许多脑卒中患者在卒中后第一周就恢复了吞咽能力，但有11%～50%的患者在卒中后6个月时仍然存在吞咽困难。吞咽功能障碍不仅易导致误吸、吸入性肺炎、营养不良等并发症，还会对患者的心理健康和生活独立性产生负面影响。因此，吞咽康复训练对于改善患者的生活质量和促进功能恢复至关重要，不容忽视。

（一）吞咽技能训练

吞咽训练对脑卒中患者很重要，能帮助他们更安全地进食。根据患者的具体情况，可以进行不同的训练，比如练习咀嚼、做吞咽动作等。这些训练能让吞咽时肌肉运用得更协调，减少吃饭时呛咳的风险。

1. 摄食训练

（1）体位与吞咽姿势调整。卧床患者，开始训练时可尝试30°仰卧、颈部前倾的体位。偏瘫侧肩背部垫高，家属可于健侧喂食。吞咽时，推荐采取坐位，坐位时颈部稍向前屈，不能维持坐位时，抬高床头30°以上，颈部前屈，头颈部下面可垫一软枕。低头吞咽，保证有足够的时间吞咽，进食后保持30～60 min坐位，出现呛咳或进食后声音发生改变，立即停止进食。误吸的处理详见患者安全须知部分。

（2）食物的选择。①食物调整。选择营养好、易消化的食物，

比如富含维生素和蛋白质的食物；食物要软，容易嚼，不会散开或留下残渣；还要根据患者的口味和习惯，让制作后的食物看起来诱人、闻起来香、吃起来味道好，这样既能保证营养，又能让吃饭变得安全、愉快。②液体稠度的调整。根据吞咽造影检查结果，针对单纯饮水呛咳的患者，可以加凝固粉（目前市面此类产品基本上分为改良淀粉和黄原胶两类）将液体（果汁、牛奶、茶、汤等）增稠，降低误吸和呛咳的风险。③餐具的选择。建议选择防洒碗（碗底带有吸盘）及带手把的广口杯；使用羹面浅、小、长柄的勺子，勺子的容量为 5～10 mL，抓握能力较弱者可选用手柄粗的餐具。

（3）一口量的调整。一口量过多，食物易从口中漏出或引起咽部滞留，增加误咽的风险；一口量过少，难以触发吞咽反射。应从小量（3～5 mL）开始，小口少量进食，逐步增加。

2. 代偿性训练

代偿性训练是一种帮助吞咽障碍患者改善进食的方法，通过以下简单易懂的技巧来减少误吸的风险。

（1）空吞咽。吃完食物后，再做几次吞咽动作，确保食物完全咽下。

（2）侧方吞咽。如果一侧有吞咽困难，可以向健侧倾斜头部吞咽，患侧梨状窝变浅，帮助排空患侧的残留食物。

（3）低头吞咽。将颈部前屈，使食物远离气管，适用于吞咽启动慢的患者。

（4）交互吞咽。交替吞咽固体食物和水，或吞咽食物后少量饮水，帮助清除喉咙里的残留物。

（5）声门上吞咽法。在吞咽前和吞咽时闭气，吞咽后立即咳嗽，这是一种保护气道的技术。

（6）用力吞咽法。通过用力吞咽，增加舌根向后的力量，帮助清除咽喉残留的食物。

3．环境改造

减少干扰和噪声、增强照明、创造良好的用餐环境、促进社交互动，提高用餐愉悦感。

（二）吞咽功能康复训练

吞咽功能康复训练是一种帮助改善吞咽困难的非直接进食方法，主要通过以下几步简单易懂的运动来加强吞咽器官的控制力：

1．基础训练

（1）口唇操。通过模仿发音、吸管吹泡泡、吸管吸气等动作，锻炼嘴唇的闭合能力，减少食物溢出。

（2）舌运动。通过舌头的前后伸缩和触碰口唇周围，提高舌头的灵活性和控制食物的能力。

（3）下颌运动。通过张口和左右移动下巴，增强咀嚼力。

（4）颊肌练习。通过鼓腮和缓慢吐气，锻炼颊部肌肉。

（5）口面部肌肉按摩。通过按摩、微笑、鼓腮等动作，放松并加强面部肌肉锻炼。

（6）咀嚼肌训练。通过紧咬磨牙，锻炼咀嚼肌，提高咀嚼效率。

（7）声门上吞咽训练。通过深呼吸后的空吞咽和咳嗽，帮助清理咽喉部可能残留的食物。

（8）抬头锻炼。通过抬头动作，帮助食管顺畅打开，让食物顺利通过。

（9）舌肌康复训练。使用吸舌器增强舌肌力量，提高控制食物的能力。

2．口腔感觉训练

一些口腔感觉训练方法可以通过刺激口腔和咽喉的不同感觉，帮助患者提高吞咽功能，增强食欲。主要包括以下几种简单易懂的技巧。

（1）冷刺激训练。用冰棉签或冰水刺激口腔，提高口咽敏感度，适合口腔感觉较差的患者。

（2）味觉刺激。通过不同味道的食物刺激舌尖、舌根、舌侧和舌体，增强味觉感知，促进吞咽。

（3）改良振动棒深感觉训练。通过振动棒提供口腔振动刺激，改善口腔、颜面运动协调，适合家中训练。

（4）冰酸刺激。在吞咽前用冰、酸棉棒刺激腭舌弓，提高食物感知和吞咽注意力，适合温度觉和味觉差的患者。

（5）深层咽肌神经刺激疗法。用冰冻柠檬棒刺激咽喉，强化口腔肌肉和咽喉反射。

（三）心理支持

吞咽障碍患者可能会感到焦虑、害怕或情绪低落。简而言之，照顾者应注意患者的心情变化，要在心理和情感上给予患者全方位的支持，帮助他们积极面对康复过程。

二、女性脑卒中患者居家语言康复训练

脑卒中患者常见的言语功能障碍有失语症、构音障碍。失语症作为卒中后常见的功能障碍之一，首次卒中后发生率可达32%，主要表现为对语言的表达和理解能力及对文字的阅读书写能力障碍，如言语表达能力丧失、复述命名能力丧失、不能模仿发出声音、不能数数、不能说出自己姓名。构音障碍患者表现为言语缓慢、用力，吐字不清，鼻音过重或分节性语言，首次卒中发生率高达44%。脑卒中后言语障碍的患者可在指导下进行一些有助于增强咽喉肌群活动能力和肌肉力量的构音训练。主要包括以下内容。

（1）基础动作。练习鼓腮、张口、噘嘴、龇牙等动作，增强面部肌肉的控制。①舌头训练。练习舌头的前伸和后缩，触碰上下唇和脸颊；进行横竖卷舌，让舌头沿牙齿转动；练习弹舌，发出"滴答"声；每个动作重复10次。②声音控制，通过听指令发出"啊"音，练习声音的大小变化。③缩唇鼓腮，通过挤压颊部，练习缩唇

和鼓腮动作。

（2）发音训练。先学简单的元音，比如"啊"，然后慢慢学单词和句子。可以用镜子帮助纠正发音。

（3）复述训练。读简单的词句，然后让患者复述，逐渐增加难度。

（4）命名训练。说出日常物品的名称，比如"杯子""电视""米饭"，然后描述物品的颜色和特性。

（5）阅读训练。从简单的字词开始，逐渐读更长的文章，例如报纸、书籍或杂志等。

（6）日常对话训练。和患者进行日常对话，比如询问患者"今天怎么样?"鼓励他们多交流。

（7）书写训练。从简单的汉字或数字开始书写，慢慢增加难度。

（8）咳嗽和清嗓训练。练习咳嗽和清嗓，提高对喉咙肌肉的控制能力。

（9）吹口哨训练。练习吹口哨，控制气流，增强发声能力。

（10）听力理解训练。通过听词语、执行指令来提高听力理解能力。

（11）描述训练。看图片，描述图片内容。

（12）扩大词汇训练。通过复述、图片匹配等方式增加词汇量。

每次训练应该从简单开始，让患者感到成就感，鼓励他们继续努力。训练要尽早开始，慢慢增加难度，注意环境和时间，根据患者的兴趣和耐力来安排。

三、女性脑卒中患者居家肢体康复训练

研究表明，高达80%的脑卒中患者会出现运动障碍，严重影响患者的日常生活，也给他们的家庭造成了沉重的负担。通过指导患者进行主动运动、被动运动、平衡运动等康复训练，促进患者关节

活动，可以改善患侧肢体的运动功能。

（一）正确体位的摆放

偏瘫后，为了保护关节，减少痉挛，促进身体恢复，肢体应该按以下姿势摆放。

1．仰卧位

头下放软枕头，患侧肩膀和手臂下也放软枕头，手臂向外展开，肘部伸直。腿下也放软枕头，膝盖稍微弯曲。

2．患侧卧位

患侧在下面，手臂向外伸直，掌心向上，健侧腿下放软枕头，背后也可以放一个枕头支撑。

3．健侧卧位

健侧在下面，胸前放软枕头，患侧手臂放在枕头上伸直，掌心向下。患侧腿和脚下也放软枕头，注意不要强行拉患侧肩膀，避免脱臼。

4．坐位

把床头抬高，帮助患者坐起来，背靠软枕头，患侧手臂放在前面的小桌和枕头上，肩膀向前伸，身体坐直，双腿平放。

（二）肢体被动运动

肢体被动运动是帮助不能自主活动的患者预防关节僵硬和促进血液循环的方法。操作动作要轻柔，根据患者的具体情况来决定运动次数。下面是一些基本动作。

1．上肢运动

（1）肩关节活动。①屈曲：患者平躺，向上抬起患侧手臂90°，肘部伸直。②伸展：患者俯卧或侧卧，轻轻向后移动患侧手臂。

（2）肩关节外展和内收。患者平躺，轻轻移动患侧手臂向外侧展开和向内收。

（3）肘关节活动。患者平躺，弯曲和伸直患侧肘关节。

2．下肢运动

（1）髋关节活动。患者平躺，屈曲健侧腿，按压患侧大腿，伸展髋关节，两侧交替活动。

（2）膝关节活动。患者俯卧，弯曲和伸直患侧膝关节。

（3）踝关节活动。患者平躺，向上抬脚尖进行背屈，向下压脚背进行跖屈。

（三）肢体主动运动

为了助于恢复肩胛骨韧带和骨盆韧带的功能，促进肌肉力量和关节活动性。以下是一些基本的主动运动方法。

1．上肢抬高训练

患者平躺，双手手指交叉，患侧拇指在上面；用健侧手臂带动患侧手臂，向上抬起，肘部伸直，肩关节前屈并上举。这个动作有助于预防患侧手臂肌肉萎缩和软组织挛缩。

2．下肢主动运动训练

重点是训练膝关节和髋关节的屈曲和伸展运动，有助于改善行走时的姿势。

（1）双桥式运动。患者平躺，双腿弯曲，脚放床上，抬起臀部，保持骨盆水平，然后慢慢放下。

（2）单桥式运动。在能轻松完成双桥式后，抬起健康的腿，患腿弯曲，脚放床上，抬起臀部。

（四）床上平移和翻身

在床上移动和翻身是偏瘫患者需要练习的重要动作，为了让患者在床上能够更自如地移动和调整位置。以下是一些简单易懂的步骤。

1．床上平移

患者用健侧手保护患侧手臂，放在胸前；健侧腿放到患侧腿下方，向一侧移动；抽出健侧腿，屈膝屈髋，抬起臀部，向同侧移动；用头部和臀部作为支点，将身体向同侧移动；最后，将头部也转向同一侧。通过反复练习，使患者可以自己在床上平移。

2．翻身训练

（1）向患侧翻身。患者平躺，双手交叉，患侧拇指在上，伸直手臂，屈曲健康腿，用脚蹬床，同时摆动手臂翻向患侧。

（2）向健侧翻身。患者平躺，双手交叉，患侧拇指在上，伸直手臂，健侧腿放到患侧腿下方，用脚尖勾住患侧脚踝，脚蹬床面，通过手臂摆动和下肢配合翻向健康侧。

（五）坐位平衡训练

（1）患者坐好，双脚平放，双手放松放在膝盖上。

（2）保持平衡几秒钟，然后慢慢向一侧倾斜，再回到直立位置。

（3）逐渐尝试在座位上做更多动态动作，比如双手向前、后、左、右移动。

（六）站立训练

1．辅助站立

患者双脚平放，身体前倾；照顾者站在患者前面，用膝盖支撑患者患侧膝盖，双手扶患者髋部；患者双手抱住照顾者颈部，按指令抬臀、伸膝站立。

2．独立站立

患者坐于椅子前缘，双脚平放，与肩同宽。起立时，身体前倾，重心前移，慢慢站直。

（七）穿衣训练

1．穿衣

患者坐好，衣服平铺膝上；先用健侧手帮助患侧手臂穿袖子，然后穿健侧。穿衣是先穿患侧，脱衣时先脱健侧。

2. 穿裤子

患者坐好，用健侧手把患侧腿抬起，先穿患侧裤腿；然后放下患侧腿，穿健侧裤腿，站起来拉上裤子。

选择宽松、易穿脱的衣物，如开衫和有松紧带裤子，可以让患者更轻松地穿脱。

四、女性脑卒中患者大小便康复训练

研究表明，28%～79%的脑卒中患者会出现尿失禁，其中多达25%的患者在卒中1年后仍处于失禁状态，逼尿肌过度活动是最常见的失禁类型。脑卒中患者在急性期和康复期最常见的胃肠道症状之一是便秘，分别有45%和48%的患者受到影响。在便秘的脑卒中患者中，大约30%的患者总体结肠传输延迟至少60 h，特别是在近端结肠区域，而不仅仅是在直肠和乙状结肠部分。这种状况可能需要特别关注和适当地干预，以减少患者的不适并优化康复过程。

（一）膀胱功能训练

脑卒中后，患者控制排尿的神经可能受损，导致一系列排尿问题。以下是一些帮助改善膀胱功能的训练方法。

1. 排尿习惯训练

定时上厕所，比如每3 h一次，帮助建立规律排尿习惯。

2. 诱导排尿训练

利用流水声或温热毛巾敷在膀胱区，帮助触发排尿反应。

3. 盆底肌训练

平躺，双膝弯曲，收紧阴道和肛门，收缩盆底肌，保持3～5 s，然后放松，重复10～15次为1组，每天进行3～4组。

4. 反射性排尿训练

通过按摩大腿内侧、耻骨前侧等部位，找到能刺激排尿的肌肉，每天练习3次。

5. 膀胱括约肌控制能力训练

膀胱括约肌控制能力训练有助于增强盆底肌肉，改善控尿。以下是一些简单的练习方法。

（1）盆底肌收缩。只收紧盆底肌肉，保持 5～10 s，然后放松，重复 10～20 次。

（2）呼吸配合训练。吸气时收紧肛门周围肌肉，保持 5～10 s，呼气时放松，重复 10～20 次。

（3）坐姿提肛。坐在椅子上，慢慢收紧肛门、阴道、尿道周围的肌肉，像阻止放屁那样，从 1 数到 10，然后放松，重复 10～20 次。

（4）桥式提肛。做桥式运动时收紧肛门，想象自己找不到厕所要憋尿，保持这个感觉，重复 10～20 次。

这些练习有助于提高患者控制排尿的能力，但心功能不全、心律失常、尿路感染或膀胱出血的患者应谨慎进行。

（二）排便障碍康复训练

脑卒中后可能会影响控制肠道的神经，导致便秘或大便失禁。以下是一些帮助改善肠道功能的训练方法。

1. 站立训练

条件允许的情况下，使用电动起立床帮助站立，促进血液循环和肠蠕动。

2. 腹部按摩

在进食后半小时或排便前 20 min 进行。患者平躺，双腿弯曲，放松腹部；操作者用润滑过的双手，从右向左做顺时针按摩。幅度由小到大，按压深度以 1～2 cm 为宜，肥胖者可适当加大压力，每日按摩 2～3 次，每次 5～10 min。

3. 手指直肠刺激

修剪指甲，戴指套，涂润滑油，轻轻插入直肠，做环形运动，帮助诱发排便反射。每次 1 min，间隔 2 min 进行下一次，重复 5 次。

4. 肛门括约肌训练

患者侧卧，操作者用手指有规律地按压和弹拨肛门周围，帮助肛门肌肉收缩和放松。

这些训练有助于改善肠道功能，但肛裂或肛周脓肿患者不宜进行肛门括约肌训练。

五、女性脑卒中患者认知康复训练

脑卒中后认知障碍（post‐stroke cognitive impairment，PSCI）是卒中事件后出现并持续到 6 个月时仍存在的以认知损害为特征的临床综合征，其特征是认知功能的损害，主要表现为记忆力下降、注意力不集中、执行功能障碍等认知缺陷，成为影响日常生活能力和康复预后的重要因素。近期的大型国际队列研究报告 PSCI 发病率为 24.0% ~ 53.4%。一项前瞻性、多中心的研究发现，女性在卒中和短暂性脑缺血发作后，被筛查出血管性认知障碍阳性的风险低于男性。目前，国内外临床实践中多用蒙特利尔认知评估量表（Montreal Cognitive Assessment，MoCA）和简易智力状态检查量表（Mini-mental State Examination，MMSE）作为筛查工具，进行早期识别及康复干预，有利于改善患者结局。认知康复训练应根据患者的具体情况，进行个性化设计和实施。

（一）康复训练的个性化

由于每个患者脑卒中后功能损害特点不同，因此，康复计划应根据患者的具体情况量身定制。这包括评估患者受损的功能领域、患者的个人兴趣和生活习惯，以及患者的整体健康状况。

（二）康复环境的选择

选择一个合适的康复环境对患者至关重要。在综合医院或康复专科医院进行早期的康复，有助于患者日后重返家庭和社会。在恢复后期，一些患者可能需要在专业的康复中心接受训练，而其他患者可能更适合在家庭或社区环境中康复。

（三）家庭支持和教育

在康复训练过程中，家庭是患者康复的重要支持系统。通过教育和培训家庭成员，使他们掌握康复训练方法，并参与患者的自我管理计划，可以帮助患者在家庭环境中持续康复。康复过程中可能会遇到挫折，因此患者和家庭成员需要保持耐心，并对康复持积极态度。鼓励和支持对患者克服困难、继续前进至关重要。

（四）认知康复

通常运用非侵入性脑刺激技术进行认知康复，如中医针灸治疗、药物治疗、运动锻炼等方法。同时，还可通过注意过程训练、注意力训练、记忆策略训练等方法恢复和（或）补偿认知功能。

1. 记忆康复训练

针对患者的记忆障碍，进行记忆技巧训练，如记忆术、关联法、分类法等。同时，通过日常生活记忆训练或工作记忆训练，帮助患者更好地应对日常生活。

2. 定向力康复训练

针对患者的定向力障碍，进行定向力技巧训练，如时间管理、空间导航等。同时，通过日常生活定向力训练，帮助患者更好地应对日常生活。

3. 计算能力训练

针对患者的计算能力减退表现，进行计算技巧训练，如数学运算、货币换算等。同时，通过日常生活计算能力训练，帮助患者更好地应对日常生活。

4. 注意力训练

注意力训练可以提高患者的注意力集中能力和注意力持续时间，包括注意力的选择、分配和转移等。训练内容可以包括听觉注意训练、视觉注意训练、注意力持续训练等。

5. 执行功能训练

执行功能训练可以帮助患者提高计划、组织、决策等能力。训练内容可以包括让患者独自解决问题、完成日常任务等。

6. 心理康复训练

针对患者可能出现的焦虑、抑郁等心理问题，进行心理康复训练。这包括认知行为疗法、情绪调节训练等，帮助患者调整心态，提高生活质量。

7. 社交技能训练

社交技能训练可以帮助患者恢复与他人交流的能力，包括非语言交流（如面部表情、肢体语言）和语言交流（如倾听、回应他人）。

应定期评估认知康复训练结果，可以根据结果对康复计划进行相应的调整，以确保训练的连续性和有效性。通过这些综合性的康复训练和方法，患者可以逐步恢复认知功能。并且，随着患者认知功能的改善，逐步增加康复训练难度，以保持挑战性，帮助患者不断适应和学习，从而达到更好的康复效果。另外，康复是一个持续的过程，需要患者、家庭成员和医疗团队的共同努力和持续支持。

六、女性脑卒中患者的心理状态调整

脑卒中后抑郁（post-stroke depression，PSD），属于继发性抑郁症的一种，通常是指患者在出现脑卒中之后，出现情绪低落、兴趣丧失和意志力减退等抑郁症状和相应躯体症状的综合征，是影响脑卒中后患者康复疗效的一大重要因素，是脑卒中后最常见且负担最重的神经精神并发症之一，发病率约占脑卒中患者的30%。部分研究认为相比于男性，女性患者更易发生PSD。一篇系统综述报告发现纳入元文献的分析里有7项研究表明性别与PSD相关，但有13项研究发现PSD和性别之间没有关联。以上不一致的研究结果可能提示特定性别并不总是 PSD 的风险因素，或许还与个体承受的社会压力、社会关系等密切相关。在病情稳定后，及时对患者进行心理评估，了解其心理状况，并根据评估结果制订个性化的心理干预计划。常用的干预手段包括药物治疗、心理康复治疗、物理治疗和其他治疗，其中药物治疗为主要手段。

（一）药物调试

药物调试是患者心理调适的重要手段之一，药物主要包括抗抑郁药、抗焦虑药和情绪稳定剂等。常用的抗抑郁药包括选择性 5-羟色胺再摄取抑制剂和 5-羟色胺-去甲肾上腺素再摄取抑制剂，可以提高大脑中的 5-羟色胺水平，从而改善情绪。常用的抗焦虑药包括苯二氮䓬类药物和 β 受体阻滞剂等，可以减轻焦虑和紧张感，帮助患者放松；常用的情绪稳定剂包括抗癫痫药和心境稳定剂等，可以帮助调节大脑中的神经递质水平，从而稳定情绪。但药物治疗有一定的不良反应，包括恶心、嗜睡、食欲变化、体重增加等，患者应在医生的指导下进行治疗，并定期进行疗效评估和不良反应监测。

（二）心理康复治疗

心理康复治疗作为一种无明显副作用的治疗方式，可以改变脑卒中患者的不良认知，对脑神经活动产生调节，进而影响全身内分泌系统功能，甚至对基因表达产生影响，以缓解患者的抑郁情绪。近来的研究表明，心理康复治疗对 PSD 的治疗发挥着重要作用，因为采用心理康复治疗时，患者不会因为药物的副作用而产生更多的心理负担。有研究也证实了心理康复治疗对 80% 左右的 PSD 患者有帮助，该研究还证实了在心理康复治疗与抗抑郁药物有协同作用下，心理康复治疗不仅能从生理上调节身体机能，还从心理上调动患者治疗的主动性。心理康复治疗的具体方法包括认知行为疗法、艺术疗法、正念减压、团体心理疗法等。

1. 认知行为疗法

认知行为疗法（cognitive behavioral therapy，CBT）通过引导患者学会识别、记录和改变消极的想法、认知和感受，建立新的认知。CBT通过指导、示范、纠正等纠正技术，矫正患者社会适应不良行为，使患者能够用更为合理、现实的方式进行思维加工和行动，帮助患者识别和改变负面的思维模式和行为习惯。CBT不仅可以有效缓解脑卒中后抑郁患者的情绪低落及精力减退等症状，还对患者的睡眠有一定的促进作用，且从长期来看，CBT的治疗效果比药物治疗的作用更为持久。CBT主要分为两个部分：认知重建和行为干预。

（1）认知重建。其治疗目标是帮助患者识别和改变那些不准确或负面的思维模式。脑卒中患者可能会产生诸如"我再也无法像以前一样生活了""我的病情无法得到改善"等消极观念。认知行为疗法指导患者通过以下步骤来改变这些消极思维：①识别消极思维，患者需要记录下自己在日常生活中产生的消极想法，并对其进行识别和分析。②挑战消极思维，患者需要质疑和挑战这些消极思维，寻找证据来支持或反驳这些想法。③替换消极思维，学会用积极、准确的想法来替代消极思维，以改善心理状态。

（2）行为干预。这一部分的治疗目标是通过改变患者的行为来提高其生活质量。行为干预包括以下几个方面：①设定目标，患者需要设定切实可行的短期和长期目标，如"每天进行一次康复训练""加入社交活动"等。②行为激活，患者参与各种有益的活动，如康复训练、社交活动、兴趣爱好等，以提高生活质量和积极性。③松弛训练，患者学会缓解身体和心理的压力，降低焦虑和抑郁水平。④社交技能训练，患者通过角色扮演、小组讨论等方式，提高与他人沟通和交流的能力。

在女性脑卒中患者的心理调适过程中，医务人员应提供心理咨询、康复训练和信息交流，并与家人合作，为患者创造一个温馨、和谐、安全的环境。同时，鼓励患者表达情感、分享心声，以增强她们应对压力的能力。

2. 艺术疗法

艺术疗法主要通过绘画、音乐、文学等各种艺术表现与交流的形式，使患者身心投入其中，从而改善患者的感觉和认知能力，减少患者的内心冲突与痛苦。目前，艺术疗法已经被广泛地用作 PSD 辅助治疗手段。

（1）绘画疗法。通过非语言和符号方式达到表达、沟通和传递情感的目的。该方法实施简便，对患者的认知能力、文化程度等没有限制，对改善焦虑、抑郁等负性情绪均有所帮助。

（2）音乐疗法。这是一种通过音乐改善情绪，恢复和维持身体和心理健康的治疗手段，从心理方面调节情绪，从生理方面增强身体活动量，改善体重、血压、血糖等指标，从而改善健康状况。音乐疗法具有安全、经济且无创等优势，可根据患者的年龄和喜好选择相关音乐。

（3）文学疗法。其可分为诗歌疗法和故事疗法；患者通过聆听、诵读、创作诗歌等方式，收获个人感悟和体会，引发共鸣，引导患者宣泄不良情绪，缓解焦虑，提高患者表达和感知自我的能力。

（4）故事疗法。患者向别人讲述自己的故事，将自身的生活阅历、生活经验通过语言的作用外化，对叙述者、聆听者产生积极的作用。

3. 正念减压疗法

正念减压疗法是一种通过指导患者运用内在的自身力量，释放个体压力、调节负面情绪的心理调节方法。通过刺激大脑情感功能区域在一定程度上调动积极情绪，能够有效地缓解消极情绪和睡眠问题。PSD 患者入睡困难、睡眠过多、易醒及醒后伴心情低落的情况明显多于非抑郁患者。临床研究发现，正念减压疗法可以改善 PSD 患者的睡眠质量，有效调节患者的知觉压力水平。

4. 团体心理疗法

团体心理疗法是在团体情境下为患者提供安全的环境，让患者充分暴露自己的担忧，与自己有相似情况的患者交流，增加个人的利他主义和同理心，通过帮助别人来增加自己的价值感，让患者意识到自己并不孤独，从他人的经历中汲取经验，在相互支持中得到力量。研究证实团体治疗可以明显减轻 PSD 患者的神经功能受损程度，改善认知功能。

（三）物理治疗

物理治疗是以声、光、电、磁、热、力等因子预防和治疗疾病的方法。例如，经颅磁刺激对大脑细胞具有多种影响，可对神经元进行非侵袭性去极化，是一种安全且耐受良好的物理治疗方法。通过非侵入性脑刺激技术（重复性经颅磁刺激）调节急性脑缺血受影响区域和对侧半球可引起多个神经网络和相关皮质－皮层下兴奋性改变，促进脑卒中后患者临床康复和功能独立性，对脑卒中后患者运动功能、抑郁和认知功能有确切疗效。

（四）中医治疗

对 PSD 患者开展中医技术需尊重患者意愿、三因制宜。中医认为 PSD 属中风和郁证之合病，由于中风后血脉闭阻，使脑髓失养，神无所主而发病，病位在脑，与心、肝、脾诸脏相关，尤以肝郁为先。有随机对照研究显示，在西药治疗基础上，结合针刺联合耳穴贴压可改善患者临床症状，对 PSD 较为有效、安全。需要开展中医干预的患者，可在专业的中医医生的指导下制订最佳的干预方案。

七、女性脑卒中患者的针灸治疗效果

针灸是一种传统的中医治疗方法，常用的针灸治疗方式包括针法和灸法。针法是将不同的针作用于身体特定部位（腧穴等）的皮肤或深层组织，以治疗疾病的方法；灸法是用燃烧的艾绒或其他热

源，在特定部位烧灼、温烤以治疗疾病的方法。针灸可以通过针刺法、电针法或灸法来作用于机体，其特点是安全、高效、经济、操作简单。大量的临床试验、系统评价和荟萃分析表明，针灸在改善脑卒中后运动功能障碍、吞咽障碍、认知障碍、语言障碍、肩手综合征、痉挛性麻痹、失眠、脑卒中后疲劳等多方面都具有积极的作用。具体来说，针灸可以促进神经递质的释放，激活轴突再生和萌芽，改善突触的结构和功能等。这些过程改变了受损大脑区域的神经网络和功能，从而提高了各种技能和适应能力。

（一）改善偏瘫患者肢体运动及感知功能

中医将脑卒中后的感觉障碍视为"中风"后的"麻木"问题，主要原因包括气血不足、肝肾亏虚和阴阳失衡等。针灸可产生舒筋通络、调理气血、醒脑开窍、调和阴阳等作用。针灸对特定穴位的刺激包括激活中枢神经系统突触，强化神经通路，进而加快神经功能重组，促进机体侧支循环的构建。另外，针灸可以通过刺激神经通络兴奋大脑皮质，增强脑组织代偿功能，改善大脑皮质抑制状态；同时，针灸还可以缓解肌肉痉挛、松解粘连、恢复脑卒中患者关节功能。一项关于针刺联合重复经颅磁刺激治疗脑卒中后上肢运动功能的系统综述和荟萃分析（纳入 18 篇文章，共 1 083 名受试者参与），结果得出针刺联合重复经颅磁刺激可显著改善脑卒中患者的上肢运动功能、日常生活能力，缓解偏瘫、肩痛等。

（二）促进脑卒中后吞咽功能的恢复

针灸通过调节大脑皮质神经细胞及肌肉兴奋性，促进神经和肌肉功能的恢复，改善吞咽功能。同时，舌上穴位的刺激有助于疏通经络、增强舌肌的运动功能，促进吞咽反射弧的构建，从而恢复吞咽功能。一项关于舌针治疗卒中后吞咽困难的荟萃分析表明，针灸、舌针和针灸联合其他疗法可以改善卒中后吞咽困难。

（三）促进脑卒中后认知及情绪障碍的康复

多种针灸方式已广泛用于脑血管疾病的治疗，尤其在改善脑卒中后认知功能障碍方面效果显著，主要通过保护神经细胞结构、改善脑血流动力学及相关生物学指标等机制改善患者的认知功能。一项纳入 28 项临床试验、共计 2 144 名参与者的荟萃分析结果表明，就认知功能评分的变化而言，针灸组可能比非针灸组获益更多。2023 年，一项系统综述和网络荟萃分析，共纳入了从 2003 年到 2022 年发表的 62 项研究，涉及 5 308 名参与者。结果表明，与西医治疗（定义为卒中后抑郁的药物治疗）相比，单独针灸或针灸联合重复经颅磁刺激、单独中医治疗或联合西医治疗在缓解抑郁症状方面更优。

（四）益于脑卒中后语言障碍的改善

针灸已被证明对改善重复、口语、阅读、理解和写作能力的言语功能恢复有积极作用，其作用机制可能与语言相关脑区（如左颞下回、边缘上回、额中回和额下回的布罗卡区和韦尼克区周围的脑区）的激活和功能连接有关。2024 年，发表在 *JAMA* 子刊的一项随机对照研究，在国内三家三甲医院完成。该研究共纳入 252 名卒中后运动性失语的成年患者，与接受假穴针灸治疗的患者相比，接受 6 周手法针灸治疗的卒中后运动性失语患者从治疗第 6 周起，在语言功能、生活质量和神经功能损伤方面均有显著改善。

（五）缓解肩手综合征的疼痛

肩手综合征是脑卒中发作后的一种常见并发症，表现为受累肩部剧烈疼痛，神经分布和损伤区域、手部肿胀和感觉障碍，其引起的疼痛明显阻碍了患者的整体康复，多种针灸方法对脑卒中后患者肩部及手部疼痛及上肢运动功能均有明显改善作用，且不良反应少。2023 年，有学者发表的一项系统评价和贝叶斯网络荟萃分析，以综合比较各种针灸治疗方法的有效性，该分析共纳入了 50 项随机对照试验，涉及 3 999 名受试者，包括 19 种有效的针灸干预措施。结果表明多种针灸方法对改善脑卒中后肩手综合征引起的疼痛和恢复上肢运动功能效果显著，且不良事件相对较少。

（六）有效改善脑卒中后痉挛性麻痹

大约65%的脑卒中患者发生卒中后会出现四肢痉挛性麻痹，可发生在脑卒中后的短期、中期或长期，引起肌肉紧张度显著增加，如不采取积极治疗可能会导致关节变形、肌肉萎缩和疼痛。常用的针灸疗法（电针、火针、温针和丝状针灸）在治疗脑卒中后痉挛性麻痹患者的日常生活能力和肢体运动功能的改善较常规治疗方案更为明显。2022年发表的一项系统评价和荟萃分析针灸治疗中风后痉挛的有效性和安全性，共纳入88项符合条件的研究，涉及6 431名个体，结果表明针灸可推荐作为脑卒中后痉挛的辅助治疗，可有效改善脑卒中后痉挛性麻痹。

（七）有效控制脑卒中后疲劳

脑卒中后疲劳是脑卒中最严重的后遗症之一。脑卒中后疲劳的特点是身体和精神上感到疲劳和缺乏能量，一项系统综述纳入了四项随机对照试验，共289名卒中后疲劳患者。结果显示，与常规的西医及康复治疗相比，针灸治疗组可降低患者的疲劳程度。针灸不良反应轻微，但报道较少，现有证据表明，针灸作为辅助治疗手段可能有助于控制脑卒中患者的疲劳，这可能与针灸调节能量代谢、胆碱代谢、减弱活性氧诱发应激和下调相关炎症因子水平的作用有关。

八、居家康复安全须知

（一）预防跌倒

跌倒是脑卒中最常见的并发症之一，在脑卒中后急性期，14%~65%的患者经历过跌倒，在出院后的6个月内该比例上升至73%。脑卒中后患者跌倒通常是多重因素作用的结果。脑卒中后肌肉无力或痉挛、感觉缺失、忽视、视野缺损、平衡功能障碍、注意力下降、视空间障碍均可能增加跌倒的风险。跌倒可能导致患者产生行走恐惧、骨折、残疾甚至死亡，这些后果严重损害了患者脑卒中后的生活自理能力，降低了患者的整体生活质量。脑卒中后患者跌倒率是非脑卒中患者的 1.5~2.1 倍，高达 70% 的脑卒中患者在家中发生跌倒。鉴于脑卒中患者存在多种跌倒风险因素，预防措施应以患者及其家庭为核心，根据患者的具体状况制订个性化方案。

1. 步态的训练

家庭锻炼计划（以平衡和力量为目标）包括步行、力量和平衡训练，建议每周 3 次。活动应循序渐进、以患者耐受为度，并注重平衡能力训练。（详见脑卒中康复部分）

2. 日常生活能力训练

鼓励患者完成日常生活中力所能及的事，如进食、梳妆、洗漱、洗澡、如厕、训练解衣扣、扣纽扣、穿衣裤、脱衣裤等。

3. 预防跌倒的建议

（1）在室内和室外应穿低跟、结实、防滑的鞋子，穿合身衣物，起床、站立或坐下时，动作要缓慢，确保脚部稳定。

（2）在专业人员指导下选择适当的行走辅具，包括拐杖、助行器、轮椅等。使用前将助行器调至合适高度，将经常使用的辅助工具放置在容易拿到的位置。指导患者掌握正确的使用方法，如日常定期检查手柄套和支脚垫的防滑性能，使用轮椅前检查刹车功能是否完好等。

（3）对室内外环境进行改造，应关注以下几点：确保地面防滑并及时清理积水，移除或修复不平整的地板材料，适当铺设防滑垫和使用防滑条；清理主要通道上的障碍物，固定可能移动的家具；确保照明均匀，既不太暗也不过亮，并设置夜灯以便夜间照明；选择合适高度的家具和卫生设施，如橱柜、床铺、座椅和马桶；在淋浴区、厕所和楼梯安装扶手；避免设置门槛或室内台阶，或至少确保它们有醒目的标识。

（4）借助物联网技术应用以下设备和系统有助于提升脑卒中患者的跌倒防护能力：使用离床报警器来及时通知照顾者患者的行动；配备智能手表等可穿戴设备，这些设备能够监测患者的活动模式，并分析预测跌倒风险；安装环境摄像头以监控患者的日常活动；利用跌倒监测鞋垫来识别步态异常；采用智能防护产品，例如可穿戴安全气囊、髋部防护气囊和穿戴式跌倒防护气囊系统，为患者在发生跌倒时提供额外的保护。

（5）了解用药后的不良反应，特别是精神类药物、降压药、降糖药等。

（6）家属及患者应知晓跌倒后的严重后果，学习预防跌倒的方法，患者一旦发生跌倒，及时就医检查。

（二）预防误吸

脑卒中后吞咽困难很常见，42%～67%的患者在脑卒中后3 d内吞咽功能会受到影响，可能会发生误吸。误吸累及气管或肺实质而导致的吸入性肺炎患者占肺炎患者总数的10%～43%，严重者可发生急性呼吸窘迫综合征，致死率为40%～50%，或由于害怕误吸引起的严重不适感造成饮食极少或拒绝饮食而发生严重的急性脱水、休克、电解质紊乱、氮质血症、肾衰竭等。为了降低吸入性肺炎的风险，照顾者应鼓励患者尽可能自行进食，并为他们制订个性化的管理方案。这个方案应综合考虑吞咽障碍的治疗、适宜的饮食安排及专业的营养规划。以下是一些具体的预防误吸措施。

1. **食物的选择**

（1）密度均匀、黏性适当、不易松散、易变形的食物。相较于硬质食物，容易变形的食物通过咽部和食管时可减少误吸，包括糊状食物、软质食物、浓流质食物。

（2）有吞咽困难及咀嚼能力下降的患者，食物以流质及软食为主，在流体食物中加入增稠剂能够增加流体食物的黏稠度，降低其流动性，避免固体和液体混合在一起食用。患者用餐时饮用增稠的液体。

（3）增稠的液体并不能显著增加患者的液体摄入量，有液体摄入量不足的风险，需要保证水的摄入量，水的参考摄入量为 30 mL/（kg·d）。

2. 进食的管理

（1）进食时尽可能取坐位，若不能取坐位，可躯干前倾 30°取仰卧位，以头部屈曲的姿势吞咽，并在整个吞咽过程中保持这种姿势。

（2）单侧吞咽功能受损时，将头转向患侧，有助于健侧咽腔扩大，减少咽部食物残留。将食物放于健侧舌的中后部或颊部，单次喂食量从 2~3 mL 开始，逐渐增加至适合患者的一口量。

（3）选择合适的进餐工具，调整合适的一口量。一口量可参考：①稀液体 5~20 mL。②果酱或布丁 5~7 mL。③浓稠泥状食物 3~5 mL。④肉团 2 mL。交替食用固体和液体食物。

（4）患者经口进食时应控制进食速度，在前一口食物完全吞咽后再喂下一口食物；吞咽后应检查口腔是否有食物或液体残留。

（5）进食中出现气促、呛咳立即停止喂食注意清除气道及口腔分泌物，保持气道通畅、口腔清洁。

（6）进食后 30 min 内应协助患者保持坐位或半卧位，避免翻身、拍背等操作。

3. 康复锻炼

持续进行肢体及吞咽功能的康复锻炼（详见康复部分）。

4. 管饲喂养的管理

留置鼻胃管或者空肠管鼻饲营养的患者，照顾者管饲喂养时每次要少量、匀速，喂养之前回抽判断是否有"胃排空延迟"或"胃内容物积存"，还要定期更换胃管，避免患者自行拔出胃管等。

5. 定期检查口腔情况

观察患者口腔组织的外观、病变、出血、唾液的分泌量、牙齿和假牙的外观。为减少吸入性肺炎的发生，建议每餐后刷牙，每天清洗假牙 1 次。

6. 观察与应急处理

在患者进食时，需密切观察可能出现的误吸和窒息征兆，如突然烦躁、呛咳、呼吸急促或唇色、面色发紫，并立即采取有效措施。

（1）保持冷静。首先保持冷静，快速评估情况。

（2）检查口腔。如果能看到口腔中的异物，可以小心地用手指清除，但要注意不要将异物推得更深。

（3）侧卧位。如果患者意识清醒，帮助他们迅速转向一侧，利用重力帮助异物排出。

（4）背部击打。对于意识清醒的患者，可以在背部两肩胛骨之间用力击打几次，有时可以帮助清除气道中的异物。

（5）海姆立克腹部冲击。如果患者不小心将异物吸入气道，可以进行腹部冲击。站在患者背后，一手握拳放在患者腹部，另一手抓住拳头，快速向内和向上冲击。

（6）紧急呼救。在尝试任何急救措施的同时，应立即拨打 120 急救电话，请求专业医疗援助。

（7）使用吸引器。如果家中有吸引器，并且能够熟练操作，可以尝试用它来清除口腔和咽喉的异物。

（8）持续观察。在等待急救人员到来时，持续观察患者的呼吸和意识状态。

（9）心肺复苏。如果患者失去意识并且没有呼吸，立即开始心肺复苏。

（三）预防深静脉血栓的形成

深静脉血栓是脑卒中患者的严重并发症，由肌力降低、长期卧床、使用脱水剂等导致脑卒中患者成为深静脉血栓（deep venous thrombosis，DVT）形成的高发人群。脑卒中后未接受静脉血栓预防的患者深静脉血栓发生率高达75%，肺血栓栓塞发生率为20%，即使在预防后也有20%～42%的脑卒中患者在住院期间可能会发生深静脉血栓，因此，预防深静脉血栓对于提高脑卒中患者的生存率和改善预后至关重要。具体预防深静脉血栓形成的方法如下。

1. 基础预防

戒烟戒酒、规律作息；多饮水，低盐低脂饮食，保持良好的饮食习惯；抬高下肢，加速下肢静脉血液回流；鼓励踝关节主动活动，深呼吸，咳嗽，鼓励下床活动，增加肌泵作用，促进静脉血回流。

2. 物理预防

有条件者可使用间歇充气加压泵（intermittent pneumatic compression，IPC）治疗，在脚踝、小腿、大腿处分别加45 mmHg、35 mmHg和30 mmHg压力进行加压治疗，目前指南推荐开始使用IPC的时间主要为脑卒中发生后立即开始、72 h内开始及患者入院即开始，停止时间主要为患者能独立活动、出院、出现不良反应或已使用超过30 d时。研究发现，目前脑卒中患者每日IPC治疗时长从30 min至24 h不等。美国胸科医师协会和《间歇充气加压用于静脉血栓栓塞症预防的中国专家共识》推荐每日IPC治疗时长不少于18 h，对于完全无活动能力的患者，病情允许情况下可适当延长每天的使用时间。建议怀疑或被证实存在静脉血栓、皮肤及肢体异常、肢体感觉障碍及严重下肢水肿等的患者禁用或慎用IPC治疗。

3. 运动预防

卧床患者可做下肢的按摩，每次按摩30 min以上，也可做肢体活动的防栓操，如：患者取平卧位，踝关节在家属的协助下做最大程度的被动背伸、屈跖、下踩、内翻、外翻运动，完整做完为一节，其中，每个动作维持5～10 s，每次运动5～10 min，每天2～3次。

4. 药物预防

必要时可根据患者的病情在专科医师的指导下选择合理的药物预防。

（朱俞彤　李宝金　曾玉萍　敬茜　汪莉　李铭　文谦）

第七章

延 续 护 理

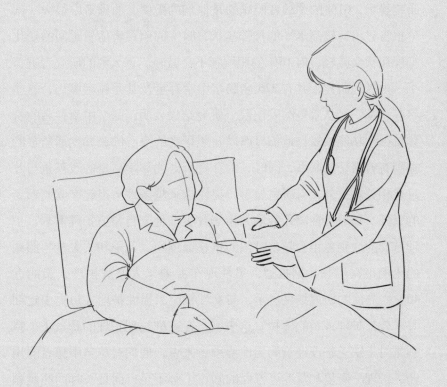

第一节　照顾者自我管理

一、脑卒中会对照顾者造成的影响

在脑卒中患者的长期康复中，其照顾者起重要作用，然而长期高负荷的照顾工作会给照顾者带来身体、心理、社会等方面的消极影响，其中包括主观感受的负荷感，如精神心理压力大、负面情绪等，还包括照顾工作对客观生活造成的影响。一项发表在 *NEJM* 的研究显示，61% 的照顾者照顾的是他们的配偶，照顾者中很大一部分报告显示有较高水平的抑郁症状，84% 的照顾者随着时间的变化抑郁症状会减轻，但 16% 的照顾者不会减轻。意大利的研究者进行了一项纵向研究，共有 226 名脑卒中幸存者及其照顾者参与，这些幸存者都已经从康复医院出院。研究结果表明，脑卒中幸存者的身体状况和功能恢复与他们自己以及照顾者的身心健康和生活质量的提高有着密切的联系，同时，幸存者所处的环境质量的改善也与此息息相关。另外，有研究显示，男性越来越多地承担起家庭照顾者的责任。随着男性离开劳动力市场并更多地支持家庭护理需求，护理方面的性别差距会随着时间的推移而缩小。儿子和丈夫参与照顾的比例正在增长，据报道，男性现在占老年人家庭护理人员的近40%。先前的研究结果显示，与女性相比，男性护理人员更少定期寻求外部护理人员的支持。这表明，在家庭长期护理的背景下，特别是对于缺乏护理经验的男性照顾者来说，他们对脑卒中患者的用药、护理、康复和营养等方面的知识了解不足，而且长时间的照顾工作也增加了家庭长期护理的难度。照顾脑卒中患者是一项具有挑战性的工作，对照顾者的生理、心理、社会、经济和睡眠等方面都会产生影响。

（一）**生理影响**

1．**身体疲劳**

长时间的照顾工作会导致照顾者身体疲劳，容易出现肌肉疼痛、关节炎等问题。

2．**健康问题**

照顾者可能会长期忽视自己的饮食、运动等健康问题，导致身体健康状况下降。

3．**免疫系统功能下降**

长期的精神压力和疲劳会影响免疫系统功能，增加照顾者感染疾病的风险。

（二）**心理影响**

1．**焦虑和抑郁**

面对患者疾病的不确定性和挑战，照顾者容易产生焦虑和抑郁情绪，心理健康受到影响。

2．**精神压力**

照顾工作的负担和责任会给照顾者带来精神压力，影响他们的情绪和心理状态。

3．**内疚感**

照顾者可能会感到内疚，觉得自己无法将患者照顾得更好，产生自责和负罪感。

（三）**社会影响**

1．**社交隔离**

长期照顾工作会使照顾者忽视社交活动和人际关系，导致社交隔离和孤独感。

2．**时间压力**

照顾工作占据了照顾者大部分时间和精力，可能导致照顾者无法从事其他社会活动和工作，影响社会交往和职业发展等。

（四）经济影响

1. 财务压力

照顾工作和患者的长期康复训练可能需要花费大量的金钱，导致照顾者及其家庭支出增多，经济负担增加，面临财务压力。

2. 收入减少

由于照顾工作的时间和精力投入增加，照顾者可能无法从事全职工作，导致收入减少，经济状况恶化。

（五）睡眠影响

1. 失眠

照顾工作的精神压力和焦虑情绪可能导致照顾者出现失眠问题，影响睡眠质量和健康。

2. 睡眠不足

由于需要进行长时间的照顾工作，照顾者可能无法保证足够的睡眠时间，导致睡眠不足和疲劳。

总体而言，照料脑卒中患者给照顾者带来的影响是全方位的。因此，照顾者应当密切关注自身的身心健康，并积极寻求支持与帮助，以便更有效地应对护理工作中的挑战和压力。

二、照顾者如何维持自己的生活方式和心态

在照顾脑卒中患者的同时，照顾者也应关注并维持自己的生活方式和心态，以确保身心健康。在此为照顾者提供以下建议，旨在协助脑卒中照顾者改善他们的生活方式和心理状态。

（1）积极乐观。保持一种积极乐观的心态，相信自己有能力面对挑战，并认识到照顾工作的深远意义和价值。同时，转变对照顾工作的看法，将其视为一种责任和使命，超越了负担和压力的层面。

（2）寻找平衡。平衡照顾工作与个人生活，确保工作与生活之间的协调，避免照顾者忽视自身身心健康最终造成不利影响。

（3）寻求支持。如果照顾者发现自己难以应对压力和情绪问题，应寻求专业的心理咨询或心理治疗。通过这些途径，照顾者可以学习有效管理和缓解情绪与压力的技巧。在需要时，也可以接受心理治疗或药物治疗。此外，脑卒中照顾者还应积极寻求来自家人、朋友、社区机构或专业组织的支援。通过与其他脑卒中照顾者建立联系，可以交流经验、互相支持。

（4）自我照顾。照顾者应重视自身的身体健康，这包括维持健康的饮食习惯、保持定期的身体锻炼、确保有充足的睡眠和休息时间，并且要定期进行健康检查，以保持身体状态良好。

（5）时间管理。合理安排时间，制订照顾计划，充分利用家庭成员和社区资源，分担照顾工作，避免过度劳累。

（6）接受现状。照顾者应接受脑卒中患者的现状和自己的护理职责，认识到护理工作可能是一个长期过程，并学习适应和接受这一现实。同时，照顾者应允许自己产生焦虑、疲惫、沮丧等情绪，避免压抑或否认这些感受，并在需要时及时寻求帮助。

（7）学会放松。照顾者可以尝试各种放松技巧，如冥想、瑜伽、深呼吸、运动锻炼等，以缓解压力和焦虑。

（8）寻找兴趣。照顾者应维持自己的兴趣爱好，并积极参与社交活动，如唱歌、跳舞、下棋等，以丰富生活并增添色彩。确保照顾工作不会占据个人的全部时间，这有助于缓解压力并维持心情的愉悦。

（9）培养心理韧性。学习应对挑战和压力的技巧，增强自身的心理韧性和适应力，以便更有效地面对照顾工作中可能遇到的各种困难。

三、照顾者可以使用哪些照顾支持资源

对于缺乏照顾经验和准备的家庭照顾者，建议积极利用社区、医院和互助小组等资源学习照顾技能，提升照顾效率，并有效管理

照顾时间，以应对烦琐的照顾任务。脑卒中患者的照顾者应充分利用包括社区、养老机构、医疗机构和家庭在内的多种资源。首先，照顾者应向患者所在医疗机构咨询，获取有关康复治疗、护理服务和康复设施的信息。医疗机构的专业人员能提供必要的支持和资源。对于需要更多日常照顾的患者，照顾者可向社区服务中心了解可用的照顾资源和支持服务。此外，新媒体也是获取照顾资源和信息的重要渠道。熟悉智能手机和互联网的照顾者可以通过在线平台，如医疗问答网站、健康应用程序、三甲医院的公众号等，来获取相关信息和支持。

（一）医疗机构

1. 个性化康复计划与持续评估

医护人员将对脑卒中患者进行综合评估，涵盖身体功能、认知和言语能力，并据此制订个性化的康复计划以促进恢复。医疗团队会定期跟踪患者状况，调整治疗方案和药物使用，并及时解决康复过程中的问题，通过跨学科合作提高康复质量。

2. 心理指导

在康复过程中，脑卒中患者可能会遇到心理和情绪挑战。医护人员提供心理支持，帮助患者及照顾者管理情绪问题，并增强他们对康复过程的信心和坚持。

3. 健康教育

医护人员向患者及家属提供全面的康复指导，具体包括日常生活照顾（穿衣、洗脸、沐浴、吃饭、如厕、活动等）、专业护理（翻身、拍背、预防压力性损伤及深静脉血栓的形成、胃管/尿管护理、营养指导、药物管理、复查等）、康复护理（肢体功能康复锻炼、语言、吞咽等功能训练）、文化生活照顾（帮助患者参与阅读、观看电视、使用日常工具等）。

（二）社区卫生中心

1. 医疗服务

社区卫生中心可为脑卒中患者提供相关的医疗服务，包括慢性病（糖尿病、高血压、高脂血症）的管理，以及针对卒中二级预防的药物治疗方案。

2. 康复护理

康复护理包括物理治疗、职业治疗和言语治疗在内的康复服务，旨在帮助脑卒中患者恢复身体功能和提升日常生活及工作能力。

3. 心理支持

社区卫生中心可提供心理支持服务，旨在帮助患者及其照顾者缓解情绪困扰和心理压力。这种支持有助于提升患者及其照顾者的心理健康，加速患者康复进程。

4. 脑卒中健康教育与自我管理

社区卫生中心开展的脑卒中知识教育，涵盖疾病复发症状、用药指导等，同时指导患者和照顾者提高自我管理技能。这有助于他们更深入地理解疾病，培养健康的生活习惯，并增强自我照顾能力。

5. 社会支持和资源链接

社区卫生中心提供社会支持服务，包括日间照料和志愿者帮助，以减轻照顾者负担，并促进脑卒中患者与社区的融合。此外，社区卫生中心还链接社交活动和社区资源，确保患者和照顾者能够获得必要的支持。

（三）长期照料机构

长期照料机构，如养老院、康复中心和护理中心，专为有持续护理需求的个人提供专业服务。这些机构可以提供全面的医疗、康复和日常生活支持，确保脑卒中患者的生活质量。

1. 医疗护理

提供定期医生巡诊、药物管理，确保脑卒中患者获得持续的医疗监护，有效控制疾病。

2. 康复护理

配备专业康复人员，提供物理治疗、职业治疗、言语治疗等，助力患者功能恢复和生活自理能力提升。

3. 日常生活护理

24 h 提供个人卫生、饮食管理、活动协助等服务，缓解照顾者压力，并为吞咽困难患者提供喂养和营养支持。

4. 心理支持

提供心理辅导，帮助患者和照顾者缓解情绪和心理压力，维护心理健康。

5. 社会支持和活动

组织社交和康复活动，促进患者参与社交和融入社区，增进患者身心健康。

6. 照顾者支持

为照顾者提供教育、培训、心理支持等，帮助照顾者获得必要指导，提升照顾质量。

（李思琴　王金垚）

第二节　延续护理

一、脑卒中患者及照顾者出院后可以通过什么方式继续得到护理指导

美国老年学会将延续性护理定义为在不同的医疗机构之间进行患者转移时，为确保健康护理的协调性和连续性而设计的一系列行动，以预防或减少高危患者健康状况的恶化。脑卒中患者及照顾者在出院后可以通过电话随访、卒中护理专科门诊和移动医疗平台获

得持续的护理指导。近年来，新兴的卒中护理门诊和移动医疗平台因提升了患者依从性、沟通效率，并减轻经济负担，逐渐成为延续性护理管理的主流趋势。

（一）卒中护理专科门诊

早在 2003 年，开业护士在提高门诊脑卒中患者健康知识水平和就诊满意度上，就发挥了一定的作用。随着全球脑卒中患病率的增长，脑卒中护理门诊的开设，能够在一定程度上降低患者再住院率，加强脑卒中三级预防的效果，得到社会的广泛关注。2009 年，美国出现一种针对脑卒中患者出院后 30 d、90 d、1 年三个时间段进行随访的脑卒中护理门诊形式，以加强患者出院后的疾病康复效果。我国脑卒中护理门诊起步较晚，自 2013 年深圳首设专业门诊以来，已逐渐扩展至北京、广州、沈阳等城市，服务内容包括健康教育、电话随访和康复指导。目前，这些门诊主要由护士负责，提供包括脑卒中筛查、健康随访、连续护理及"一对一"个性化健康教育在内的全面服务。

（二）移动医疗平台

脑卒中患者及照顾者可以通过多种移动医疗平台获得必要的支持和护理服务。这些平台包括以下几种。

1. 社交媒体平台

当前，许多专业机构通过建立患者交流群、公众号和移动小程序等方式，为患者提供连续性的护理服务。护理服务的提供可以遵循以下步骤：①患者信息收集，患者入院后立即记录其基本信息。②延续性护理咨询，出院前一天，询问患者是否同意参与延续性护理服务，并获取知情同意。③建立交流平台，创建交流群，向患者提供二维码扫描加入，并引导患者关注医院公众号。④多学科团队协作，组建由医生、护士、营养师、康复治疗师和心理咨询师组成的团队。⑤定期沟通与答疑，每天固定时间在交流群内解答患者问题，根据患者需求进行个性化指导。⑥情绪与反馈监控，密切关注患者情绪变化，并根据反馈进行调整。⑦知识普及，通过公众号定期发布脑卒中相关知识，帮助患者全面了解疾病及照顾知识。

为了确保患者能够充分利用这些社交媒体平台，服务机构需要向他们清晰地传达以下信息：如何加入交流群、关注公众号。指导患者可以通过公众号留言或在交流群中向相关专业人士提问。此外，机构还会提供定期的沟通时间表和发布信息的内容概要。

2. 手机应用程序

WHO 将移动医疗定义为通过移动信息技术提供医疗服务和信息的一种模式，手机应用程序是目前移动医疗的主流形式，具有信息化程度高、效率高、成本低的特点，并且可以满足个性化服务的需求。脑卒中患者康复护理的应用程序主要包括医护人员应用程序、患者及照顾者使用的应用程序。医护人员应用程序主要用于实时监测患者的康复程度、适时提供康复指导、制订个性化的康复计划等。患者及照顾者使用的应用程序主要用于患者病历查询、护理服务提醒、健康教育及聊天功能，并且可以输入并上传患者的相关信息，便于医护人员及时了解患者情况。目前，市面上存在多种针对脑卒中患者的应用程序，这些应用程序可以提供健康教育、康复指导、自我管理工具等功能。

3. 虚拟现实技术康复平台/远程康复平台

虚拟现实技术（virtual reality，VR）是一种新兴的人机交互技术，是指利用计算机硬件和软件进行的一种交互式仿真模式，软件是通过三维图形处理技术生成的虚拟场景，如街道、商店等。同时，要实现用户与虚拟世界的自然交互，必须有专用设备才能实现。VR 康复平台激发了患者进行康复治疗的兴趣，改善了患者的运动功能以及认知功能，提高了患者锻炼的积极性以及对脑卒中健康教育知识的了解程度。另外还有远程康复平台，能够突破地域限制，聚合更多优秀资源，提高卒中患者康复管理有效性。

4．临床决策支持系统

部分医疗机构可以提供基于人工智能的临床决策支持系统，帮助医务人员进行更精准的诊断和治疗决策，同时为患者提供个性化的健康管理方案。

随着移动医疗技术的不断进步和政策的支持，预计未来将有更多创新的移动医疗解决方案服务于脑卒中患者。患者及照顾者可以通过医护人员在入院时的介绍了解这些平台，也可以直接在医院的相关科室进行详细咨询。

二、脑卒中后常用的口服药服用注意事项

高血压、糖尿病、高血脂、肥胖、不良生活习惯等都是缺血性脑卒中的高危因素。全球疾病负担研究表明，抗栓药物、降脂药物、降糖药物和降压药物，加上饮食调整和运动，可使脑卒中再发的累积风险降低80%。国内外的卒中指南均强调通过药物治疗来实现治疗目标。对于缺血性脑卒中患者，出院后的药物治疗主要涉及抗栓药物和他汀类降脂药物，这两类药物通常建议长期甚至终生使用，以降低再次发生卒中的风险。同时，对于伴有高血压或糖尿病的患者，还需要使用降压药物或降糖药物来控制血压、血糖至目标范围，以更好地控制这些卒中的危险因素。因此，缺血性脑卒中患者的药物治疗方案应根据个体的具体情况来定制，包括但不限于上述药物。

（一）抗栓药物注意事项

抗栓药物主要包含抗血小板药物及抗凝药物，这两类药物在不同发病原因的缺血性脑卒中治疗中发挥着重要作用。其中常用的抗血小板药物包括：阿司匹林、氯吡格雷、西洛他唑等；常见抗凝药物包括华法林、新型口服抗凝药物（如利伐沙班、艾多沙班、达比加群酯等）。抗栓药物的使用注意事项总结如下。

（1）注意观察有无药物不良反应。①出血，抗栓药物会引起出

血反应如牙龈和消化道出血、皮肤黏膜出血、尿液中和呕吐物中带血以及咯血。牙龈出血时需选择软毛牙刷，刷牙时注意力度，也可以用纱布来压迫止血。皮肤黏膜少量出血时可自行观察，注意保护好皮肤，防止发生磕碰。当出现少量黑便时需调整好服药时间，按照医生嘱咐使用胃黏膜保护剂。若牙龈和鼻腔大量出血，皮肤黏膜出现大片瘀斑，眼底和消化道出血以及严重的血尿、咯血和呕血，需立马停止用药，且选择正规医院治疗。②过敏反应，抗栓药物也会引起一些过敏反应，如皮炎和皮疹。轻微皮炎或皮疹可以涂抹适量的炉甘石洗剂，也可以听从医生建议口服抗过敏药物。注意保护好皮肤，出门时需做好防晒工作。皮肤瘙痒时不能用手直接去抓挠，更不能用热水烫洗，以免引起继发性感染。若全身或四肢出现大片的皮疹，应立即停药，并且及时就医。③胃肠道不适，抗栓药物也会引起胃肠道不适，如腹胀和食欲缺乏，出现此问题时可以继续观察，也可以调整好用药时间。服药期间调整好饮食结构，避免吃辛辣油腻和容易产气的食物。平时多腹部按摩能促进胃肠道蠕动，帮助排气，缓解腹胀感。若持续一星期左右此症状仍然没有好转且有加重趋势，应立即停药，遵医嘱服用胃黏膜保护药物。若仍然没有好转需及时就医，不能耽搁。④呼吸困难，抗栓药物可引起呼吸困难，刚开始先注意观察，若呼吸困难加重，需就近选择医院就诊，以免危及生命。⑤肝肾功能受损，几乎所有的药物在肝脏中代谢，在肾脏中排泄。药物势必会对肝脏和肾脏带来不同程度负担，若发现皮肤黄染和尿量明显减少，需立即停药，其间多喝水，及时就医。

（2）注意某些食物、药物对抗栓药物药效的影响。如大量摄入大蒜、生姜、花椒会增强华法林药效，增加出血风险；而富含维生素 K_1 的食物如绿叶蔬菜会降低华法林药效。药物中喹诺酮类抗菌药物可能增强华法林的药效，若联用应注意检测 INR，并注意患者有无出血表现。利福平可诱导新型口服抗凝药如利伐沙班的代谢，降低其疗效等。

（3）遵医嘱于正确的时间服用正确剂量的药物，规律服药，勿随意增减停药。

（4）根据患者肝肾功能、电解质情况以及实际经济情况与医护人员共同制订科学的用药方案。

（二）降压类药物注意事项

（1）注意观察有无出现药物不良反应。①钙离子阻滞剂，适合中国高血压患者，使用非常广泛。比如平时经常使用的硝苯地平、氨氯地平等，常见不良反应包括颜面潮红、心慌、心悸和踝部水肿等。一旦出现上述不良反应，就要及时停止服用药物，在医生的指导下，更换为其他药物。②β受体阻滞剂，常用药包括美托洛尔或者比索洛尔，这一类型药物在使用的时候，常见的不良反应有乏力、心率减慢，所以在服用药物期间，要注意监测患者的心率，观察是否出现心率低于正常值的情况，及时在医生指导下，进行药物剂量的调整。③利尿剂，如氢氯噻嗪、呋塞米、吲达帕胺等，常见的不良反应有低钾血症、尿酸增高。在使用的时候，要注意监测患者的血钾和尿酸。④血管紧张素受体抑制剂，比如常用的厄贝沙坦、缬沙坦等，常见不良反应包括干咳、高钾血症等。⑤血管紧张素转化酶抑制剂，比如常用的卡托普利、贝那普利等，可能会引起高钾血症，常见不良反应包括咽部发痒、干咳等。⑥其他降压药物如α受体阻滞剂（如哌唑嗪、特拉唑嗪）、中枢性降压药（如可乐定）等。注意哌唑嗪在最初使用时的体位性低血压、嗜睡等不良反应。

（2）根据血压监测结果，定期复查，在医生的指导下及时调整用药。

（3）若服用降压药物出现眩晕等血压过低的症状，应帮助患者立即坐位或平卧休息，保护患者安全，密切观察血压变化；若患者服药后出现恶心、呕吐、气急和视物模糊等血压过高的情况，应及时就医。

（4）定期监测血压，做到"四定"：定时间、定部位、定血压计、定体位，即每天使用同一血压计在相同的时间内测量患者同一姿势和部位的血压值。

（5）遵医嘱长期服药，优先使用长效降压药，联合用药最佳，同时配合生活方式的改变，如控制食盐的摄入量、多吃蔬菜和水果、戒烟限酒，身体情况较佳者建议参加中等强度的有氧运动，如游泳、快走、打羽毛球等。定时规律服药，勿随意增减药物剂量或停药；若药物漏服，不可将忘记的药物与下次药物一同服用，避免血压降得过低过快。不可追求短期降压，长期平稳控制血压最佳。

（6）降压药物应放置在密闭的容器内保存，随时检查药物的有效期，以免变质和失效而影响降压效果。

（三）降糖类药物注意事项

（1）注意观察有无出现药物不良反应。①促胰岛素分泌剂，如格列本脲、格列吡嗪、格列齐特等，常见不良反应有低血糖和体重增加。②二肽基肽酶－4，如西格列汀、沙格列汀等，少见低血糖和体重增加，但可能引起鼻咽炎、头痛等。③双胍类药物，如二甲双胍，最常见的不良反应为胃肠道反应，如恶心、呕吐、腹泻，罕见乳酸性酸中毒。④α－葡萄糖苷酶抑制剂，如阿卡波糖、米格列醇等，常见腹胀、排气增多，偶见腹痛和腹泻。⑤钠－葡萄糖协同转运蛋白2抑制剂，如恩格列净、达格列净，不良反应有泌尿生殖道感染、酮症酸中毒（罕见）、增加骨折风险。对于这些不良反应，糖尿病患者在使用降糖药物时应该遵循医生的指导，合理用药，注意饮食和生活习惯的调整，并定期进行医学检查以监测药物效果和可能出现的不良反应。

（2）药物服用剂量、频率、时间均严格遵照医嘱进行，不可擅自改药。

（3）注意监测血糖，若血糖控制不稳定要及时就诊调整用药方案。

（4）即使已经服用了降糖药物，适量运动和合理饮食仍然是控制血糖的关键。请务必坚持健康的生活方式。

（5）患者需要学会识别低血糖的症状，如心慌、面色苍白、出汗、四肢冰冷、强烈的饥饿感等自主神经兴奋的表现，或是精神不集中、反应迟钝、头晕、步态不稳等脑功能障碍的症状，这些可能是低血糖的迹象。

（四）降脂类药物注意事项

（1）注意观察有无出现药物不良反应。①他汀类药物：常用的药物为阿托伐他汀、瑞舒伐他汀，常见的不良反应为肝功能异常、肌肉疼痛或肌病（罕见横纹肌溶解）、胃肠道不适、头痛、失眠、认知功能障碍等。②贝特类药物：如吉非罗齐、非诺贝特等，常见的不良反应包括肝功能异常、肌肉疼痛、胃肠道不适、皮疹等。③胆固醇吸收抑制剂：如依折麦布、海博麦布等，常见的不良反应包括胃肠道不适、头痛、肌肉疼痛等。在使用这些降脂药物时，患者应遵循医生的指导，注意药物可能发生的不良反应，并定期进行血液检查以监测肝功能和血脂水平。如果在用药过程出现任何不适，应及时就医。

（2）服用降脂药物的同时应坚持调整饮食，多吃蔬菜和鲜果，少吃油腻食物，少饮酒，改善生活方式，进行体育锻炼。

（3）服药效果需要时间来体现，因此请耐心并坚持长期服用。选对用药时间，推荐贝特类在早上服，他汀类在晚上服，易引起胃肠反应的餐后服。根据用药种类和剂量的不同，见效时间有所差异。通常服药1~2个月降血脂药会产生最大的降脂作用，若停服，血脂又恢复到治疗前水平。

（胡琳雪　蒋艾豆）

第三节　常用信息渠道和评估工具

一、如何获取脑卒中相关的健康知识

1. 专业数据库和期刊

除了书籍和期刊，还可以通过专业的医学数据库如 PubMed、Web of Science、中国知网等获取最新的研究成果和学术文章。

2. 政府健康部门

除了国家卫生健康委，还可以关注地方卫生部门发布的健康指南和疾病预防信息。

3. 社交媒体和视频平台

主流的官方视频平台上有许多医学专家和健康教育者发布的脑卒中相关视频，这些视频通常更直观、易懂。例如，一些医院和专业机构会（如中国卒中学会）在其官方网站或社交媒体账号（如"健康中国""科普中国"）上发布脑卒中相关的健康教育内容，可以帮助提高公众对这一疾病的认识水平和应对能力。此外，一些专门的健康教育平台也会制作和分享这类视频，以增强公众的健康意识。通过这些平台，人们可以方便地获取到权威的健康信息，从而更好地预防和管理脑卒中。

4. 新闻媒体

关注主流新闻媒体的健康板块，这些版块经常会报道最新的健康研究和医疗进展。

5. 在线课程和研讨会

一些在线教育平台可以提供脑卒中相关的课程，这些课程通常由知名大学的教授或医疗专家讲授。

6. 移动健康应用

除了网站，一些移动健康应用也会提供脑卒中的健康管理工具，如症状追踪器、药物提醒等。

7. 图书馆资源

公共图书馆和大学图书馆通常有丰富的健康相关书籍和资料，可以免费借阅。

8. 专业咨询

除了预约专家进行面对面咨询，也可通过医院在线门诊的方式，以获得更个性化的建议。

9. 患者支持团体

加入脑卒中患者支持团体，如患者互助会，可以获取第一手的经验和情感支持。

确保在使用任何信息时，都要验证其来源的可靠性和内容的准确性。对于医疗建议，最好咨询专业的医疗人员。

二、脑卒中患者常用自我评估工具

（一）卒中风险自测量表

卒中风险自测量表（表7-1），是一种帮助人们了解自己未来可能患卒中风险的问卷。量表会给每个问题打分，最后得出一个总分，这个分值可以帮助判断个人是否属于高风险人群。如果得分显示风险较高，应及时找医生做进一步检查和咨询。但这个量表只是用来估计风险，不是确诊工具，不能代替医生的诊断和建议。如果有任何疑虑或问题，应该及时就医咨询。

表7-1　卒中风险自测量表

1. 您的年龄是？	<50 岁	50 ~ 59 岁	60 ~ 69 岁	70 ~ 79 岁
2. 您的性别是？	男	女		
3. 过去一年内，您有多少次跌倒？	没有跌倒	1 次 ~ 2 次	3 次 ~ 4 次	≥5 次

续表

4. 您是否使用步态辅助工具，如拐杖、助行器等？	没有使用	有时使用	经常使用	总是使用
5. 您是否有认知功能问题，如记忆力减退、判断力下降等？	没有	有时有	经常有	总是有
6. 您是否有感觉功能问题，如视觉或听力障碍等？	没有	有时有	经常有	总是有
7. 您是否有心脏病史？	没有	有时有	经常有	总是有
8. 您是否有高血压病史？	没有	有时有	经常有	总是有
9. 您是否有糖尿病病史？	没有	有时有	经常有	总是有
10. 您是否吸烟？	从未吸烟	已戒烟	仍在吸烟	
11. 您是否饮酒？	从未饮酒	偶尔饮酒	经常饮酒	大量饮酒
12. 您的日常饮食是否健康？	非常健康	相对健康	不太健康	非常不健康
13. 您是否定期进行体育锻炼？	每天都会	每周几次	每月几次	很少或从不
14. 您是否有家族史（直系亲属，如父母、兄弟姐妹）患有脑卒中或其他心血管疾病？	没有	有时有	经常有	总是有
15. 您目前正在使用任何药物，如抗凝血药、抗高血压药、降脂药等？	没有	有时有	经常有	总是有

（二）脑卒中复发风险评估量表

脑卒中复发风险评估量表（表7-2、表7-3），是个简单的问卷，用来帮助医生或患者估计将来脑卒中再次发生的可能性。每个问题都有一定的分数，最后加起来得出一个总分，可以根据总分分析患者的复发风险有多大。如果得分比较高，可能需要更注意健康，比如定期体检、控制血压、血糖和血脂等。进行量表评估的人员应具备相关的专业知识和经验，结果的解释也应该由专业人员解释，避免非专业人士对结果进行不当解读。这个量表只是大概的风险估计。如果得分高，最好找医生咨询，必要时调整治疗方案。

表 7-2　脑卒中复发风险评估量表（男性）

分值	0	1	2	3	4	5	6	7	8	9	10
年龄/岁	54~56	57~59	60~62	63~65	66~68	69~72	73~75	76~78	79~81	82~84	85
未治疗收缩压/mmHg	97~105	106~115	116~125	126~135	136~145	146~155	156~165	166~175	176~185	186~195	196~205
治疗后收缩压/mmHg	97~105	106~112	113~117	118~123	124~129	130~135	136~142	143~150	151~161	162~176	177~205
糖尿病	否		是								
吸烟	否			是							
心血管疾病	否				是						
心房纤颤	否				是						
左心室肥厚	否					是					

分值	10 年卒中风险/%	分值	10 年卒中风险/%	分值	10 年卒中风险/%
1	3	11	11	21	42
2	3	12	13	22	47
3	4	13	15	23	52
4	4	14	17	24	57
5	5	15	20	25	63
6	5	16	22	26	68
7	6	17	26	27	74
8	7	18	29	28	79
9	8	19	33	29	84
10	10	20	37	30	88

表 7-3　脑卒中复发风险评估量表（女性）

分值	0	1	2	3	4	5	6	7	8	9	10
年龄/岁	54~56	57~59	60~62	63~64	65~67	68~70	71~73	74~76	77~78	79~81	82~84
未治疗收缩压/mmHg		95~106	107~118	119~130	131~143	144~155	156~167	168~180	181~192	193~204	205~216
治疗后收缩压/mmHg		95~106	107~113	114~119	120~125	126~131	132~139	140~148	149~160	161~204	205~216

续表

糖尿病	否		是				
吸烟	否		是				
心血管疾病	否	是					
心房纤颤	否			是			
左心室肥厚	否		是				

分值	10年卒中风险/%	分值	10年卒中风险/%	分值	10年卒中风险/%
1	1	11	8	21	43
2	1	12	9	22	50
3	2	13	11	23	57
4	2	14	13	24	64
5	2	15	16	25	71
6	3	16	19	26	78
7	4	17	23	27	84
8	4	18	27		
9	5	19	32		
10	6	20	37		

（三）跌倒风险评估量表

1. 约翰霍普斯金跌倒风险评估量表

约翰霍普斯金跌倒风险评估量表（Johns Hopkins Fall Risk Assessment Tool）（表7-4），这是一种帮助医护人员判断患者跌倒可能性的一个工具。这个量表包括很多方面，每项都会有分数，分数加在一起，总分越高，摔倒的风险就越大。根据总分，患者会被分成不同的风险等级，根据风险等级就可以采取不同的措施来防止患者跌倒。

2. 国际版跌倒效能量表

国际版跌倒效能量表（Falls Efficacy Scale-International，FES-I）（表7-5）主要测量老年人在不发生跌倒的情况下，对从事简单或复杂身体活动和社会活动的担忧程度。FES-I是16个条目组成的4选项求和顺序量表，其内容包括在室内的身体活动和在室外的身体活动。各条目计分为 1～4 分（表示从"一点信心也没有"到"非常有信心"），总分 16～64 分，总分越高说明跌倒效能感或信心越强。

表7-4 约翰霍普斯金跌倒风险评估量表

第一部分	低风险	高风险		如果患者情况不符合量表第一部分的任何条目，则进入第二部分的评定
	患者昏迷或完全瘫痪	住院前 6 个月内有>1 次跌倒史	住院期间有跌倒史	

第二部分	患者年龄	分值	大小便排泄	分值	患者携带管道数	分值
	60～69 岁	1	失禁	2	1	1
	70～79 岁	2	紧急和频繁的排泄	2	2	2
	≥80 岁	3	紧急和频繁的失禁	4	3 及 3 根以上	3
	活动能力	分值	认知能力	分值	跌倒史	分值
	患者移动/转运或行走时需要辅助或监管	2	定向力障碍	1	最近 6 个月有 1 次不明原因跌倒经历	5
	步态不稳	2	烦躁	2		
	视觉或听觉障碍而影响活动	2	认知限制或障碍	4		
	高危药物				分值	
	高危用药如镇痛药（患者自控镇痛 PCA 和阿片类药）、抗惊厥药、降压利尿剂、催眠药、泻药、镇静剂和精神类药数量				1 个高危药物	3
					2 个及以上	5
					24 h 内有镇静史	7

第二部分得分范围为 0～35 分，为 3 个等级，<6 分为低度风险，6 分～13 分为中度风险，>13 分为高度风险。

表7-5 国际版跌倒效能量表

问题	1	2	3	4
1. 打扫房间	□一点信心也没有	□有一点信心	□很有信心	□非常有信心

续表

问题	1	2	3	4
2. 穿脱衣服	□一点信心也没有	□有一点信心	□很有信心	□非常有信心
3. 准备简单的饭菜	□一点信心也没有	□有一点信心	□很有信心	□非常有信心
4. 洗澡	□一点信心也没有	□有一点信心	□很有信心	□非常有信心
5. 购物	□一点信心也没有	□有一点信心	□很有信心	□非常有信心
6. 从椅子上站起来或坐下	□一点信心也没有	□有一点信心	□很有信心	□非常有信心
7. 爬楼梯	□一点信心也没有	□有一点信心	□很有信心	□非常有信心
8. 听电话	□一点信心也没有	□有一点信心	□很有信心	□非常有信心
9. 拜访亲友	□一点信心也没有	□有一点信心	□很有信心	□非常有信心
10. 参加社会活动	□一点信心也没有	□有一点信心	□很有信心	□非常有信心
11. 散步	□一点信心也没有	□有一点信心	□很有信心	□非常有信心
12. 伸手拿高过头顶的东西	□一点信心也没有	□有一点信心	□很有信心	□非常有信心
13. 在滑的路面上行走	□一点信心也没有	□有一点信心	□很有信心	□非常有信心
14. 在拥挤的人群中行走	□一点信心也没有	□有一点信心	□很有信心	□非常有信心
15. 在不平整的路面上行走	□一点信心也没有	□有一点信心	□很有信心	□非常有信心
16. 上下斜坡	□一点信心也没有	□有一点信心	□很有信心	□非常有信心

（四）焦虑自评量表

Zung 焦虑自评量表（Zung Self - Rating Anxiety Scale，SAS）（表 7 - 6）可用来快速评估自我最近一周是不是感到焦虑。该量表共包含 20 个条目。个体需要根据自身的感受选择适合的等级并记录下来。根据总分的不同范围，可以对患者的焦虑程度进行划分。总分≤44 分：无焦虑症状；总分 45 ~ 59 分：轻度焦虑；总分 60 ~ 74 分：中度焦虑；总分≥75 分：重度焦虑。SAS 适用于对焦虑症状的初步筛查和跟踪评估，评分结果仅供参考，不能替代专业医生的诊断。

表 7 - 6　Zung 焦虑自评量表

条　目	没有或很少时间	有时有	大部分时候有	大部分有或全部时间有
1. 我觉得比平常容易紧张和着急	1 分	2 分	3 分	4 分
2. 我无缘无故地感到害怕	1 分	2 分	3 分	4 分
3. 我容易心里烦乱或觉得惊恐	1 分	2 分	3 分	4 分
4. 我觉得我可能将要发疯	1 分	2 分	3 分	4 分
5. 我觉得一切都很好，也不会发生什么不幸	4 分	3 分	2 分	1 分
6. 我手脚发抖打颤	1 分	2 分	3 分	4 分
7. 我因为头痛、颈痛和背痛而苦恼	1 分	2 分	3 分	4 分
8. 我感觉容易衰弱和疲乏	1 分	2 分	3 分	4 分
9. 我觉得心平气和，并且容易安静坐着	4 分	3 分	2 分	1 分
10. 我觉得心跳很快	1 分	2 分	3 分	4 分
11. 我因为一阵阵头晕而苦恼	1 分	2 分	3 分	4 分
12. 我有晕倒发作或觉得要晕倒	1 分	2 分	3 分	4 分
13. 我呼气吸气都感到很容易	4 分	3 分	2 分	1 分
14. 我手脚麻木和刺痛	1 分	2 分	3 分	4 分

续表

条　目	没有或 很少时间	有时有	大部分 时候有	大部分有或 全部时间有
15. 我因为胃痛和消化不良而苦恼	1分	2分	3分	4分
16. 我常常要小便	1分	2分	3分	4分
17. 我的手常常是干燥温暖的	4分	3分	2分	1分
18. 我脸红发热	1分	2分	3分	4分
19. 我容易入睡并且易夜睡得很好	4分	3分	2分	1分
20. 我做噩梦	1分	2分	3分	4分

总分：

结果判读：根据实际情况在表中条目后处打"√"。量表评分×1.25＝实际得分。

（五）抑郁自评量表

1. Zung 自评抑郁量表

Zung 自评抑郁量表（Zung Self-Rating Depression Scale，SDS）（表 7-7）是一种简单的自我评估工具，用来帮助人们了解自己是否有抑郁症状，以及症状有多严重。这个量表有 20 个问题，涉及情绪、身体感觉、思考和行为等方面。回答时，要根据自己最近的感受，选择"偶尔"、"有时"、"经常"或"持续"。分数越高，表示抑郁的可能性和严重程度越大，结果分为无抑郁症状、轻度抑郁、中度抑郁或重度抑郁。这个量表适合不同年龄和背景的人使用，医生和心理咨询师常用它来快速了解患者的抑郁情况，不过，它只是一个初步筛查工具，不能用来确诊抑郁症。

表 7-7　抑郁自评量表

条　目	偶尔	有时	经常	持续
1. 我觉得闷闷不乐，情绪低沉	1分	2分	3分	4分
2. 我觉得一天之中早晨最好	4分	3分	2分	1分
3. 我一阵阵地哭出来或是想哭	1分	2分	3分	4分

续表

条　目	偶尔	有时	经常	持续
4. 我晚上睡眠不好	1分	2分	3分	4分
5. 我的胃口跟以前一样	4分	3分	2分	1分
6. 我跟异性交往时像以前一样开心	4分	3分	2分	1分
7. 我发现自己体重下降	1分	2分	3分	4分
8. 我有便秘的烦恼	1分	2分	3分	4分
9. 我的心跳比平时快	1分	2分	3分	4分
10. 我无缘无故感到疲劳	1分	2分	3分	4分
11. 我的头脑像往常一样清楚	4分	3分	2分	1分
12. 我觉得经常做的事情并没有困难	4分	3分	2分	1分
13. 我感到不安,心情难以平静	1分	2分	3分	4分
14. 我对未来抱有希望	4分	3分	2分	1分
15. 我比平常更容易生气激动	1分	2分	3分	4分
16. 我觉得决定什么事很容易	4分	3分	2分	1分
17. 我觉得自己是个有用的人,有人需要我	4分	3分	2分	1分
18. 我的生活过得很有意思	4分	3分	2分	1分
19. 我认为假如我死了别人会过得更好	1分	2分	3分	4分
20. 平常感兴趣的事情我照样感兴趣	4分	3分	2分	1分

2. 贝克抑郁量表

贝克抑郁量表(Beck Depression Inventory,BDI)(表7-8)也是一种帮助人们自己评估是否有抑郁症状的问卷,它有21个问题。回答这些问题时,要想想最近两周的情况,然后从0~3分中选一个最符合自己的。分数越高,表示抑郁的情况可能越严重。根据分数,可以把抑郁的程度分为几个等级,从"没有抑郁"到"重度抑郁"。BDI的评分结果需要被训练有素的医疗专业人员进行解读,它同样只是个辅助工具,不能用来确诊抑郁症。如果患者觉得自己可能抑郁了,还是要找专业的医生或心理咨询师咨询。

表7-8 贝克抑郁量表

序号	情况	选项
一	0. 我不感到悲伤	
	1. 我感到悲伤	
	2. 我始终悲伤，不能自制	
	3. 我太悲伤或不愉快，不堪忍受	
二	0. 我对将来并不失望	
	1. 对未来我感到心灰意冷	
	2. 我感到前景黯淡	
	3. 我觉得将来毫无希望，无法改善	
三	0. 我没有感到失败	
	1. 我觉得比一般人失败要多些	
	2. 回首往事，我能看到的是很多次失败	
	3. 我觉得我是一个完全失败的人	
四	0. 我从各种事件中得到很多满足	
	1. 我不能从各种事件中感受到乐趣	
	2. 我不能从各种事件中得到真正的满足	
	3. 我对一切事情不满意或感到枯燥无味	
五	0. 我不感到有罪过	
	1. 我在相当的时间里感到有罪过	
	2. 我在大部分时间里觉得有罪	
	3. 我在任何时候都觉得有罪	
六	0. 我没有觉得受到惩罚	
	1. 我觉得可能会受到惩罚	
	2. 我预料将受到惩罚	
	3. 我觉得正受到惩罚	
七	0. 我对自己并不失望	
	1. 我对自己感到失望	
	2. 我讨厌自己	
	3. 我恨自己	

续表

序号	情况	选项
八	0. 我觉得并不比其他人更不好	
	1. 我要批判自己的弱点和错误	
	2. 我在所有的时间里都责备自己的错误	
	3. 我责备自己把所有的事情都弄坏了	
九	0. 我没有任何想弄死自己的想法	
	1. 我有自杀想法，但我不会去做	
	2. 我想自杀	
	3. 如果有机会我就自杀	
十	0. 我哭泣与往常一样	
	1. 我比往常哭得多	
	2. 我一直要哭	
	3. 我过去能哭，但要哭也哭不出来	
十一	0. 和过去相比，我生气并不更多	
	1. 我比往常更容易生气发火	
	2. 我觉得所有的时间都容易生气	
	3. 过去使我生气的事，目前一点也不能使我生气了	
十二	0. 我对其他人没有失去兴趣	
	1. 和过去相比，我对别人的兴趣减少了	
	2. 我对别人的兴趣大部分失去了	
	3. 我对别人的兴趣已全部丧失了	
十三	0. 我作出决定没什么困难	
	1. 我推迟作出决定比过去多了	
	2. 我作决定比以前困难大得多	
	3. 我再也不能做出决定了	
十四	0. 觉得我的外表看上去并不比过去更差	
	1. 我担心自己看上去显得老了，没有吸引力	
	2. 我觉得我的外貌有些变化，使我难看了	
	3. 我相信我看起来很丑陋	

（六）认知功能评估量表

简明精神状态检查量表（Mini - Mental State Examination，MMSE）（表 7 - 9）是一种简单的认知功能测试，由专业人员用来快速检查大脑思考和记忆的能力。这个测试有 30 个问题，包括记忆、注意力、方向感、语言和简单的计算等。每答对一个问题得 1 分，总分 30 分。分数越高，说明认知功能越好。该测试适合在医院或社区里快速检查老年人或其他患有脑部疾病的人。它能帮助医生发现轻度的认知问题，比如记忆力减退，或者是更严重的病，比如阿尔茨海默病。MMSE 量表做起来不难，也不受文化水平的影响，所以任何教育背景的人都能用。不过，这个量表只是个筛查工具，不能用来确诊具体的病。如果测试结果有问题，还需要做更详细的检查。

表 7 - 9 简明精神状态检查量表

评价项目	正确	错误
1. 定向力：现在我要问您一些问题，多数都很简单，请您认真回答。		
（1）现在是哪一年？	1□	0□
（2）现在是什么季节？	1□	0□
（3）现在是几月份？	1□	0□
（4）今天是几号？	1□	0□
（5）今天是星期几？	1□	0□
（6）这是什么城市（城市名）？	1□	0□
（7）这是什么区（城区名）？（如能回答出就诊医院在本地的哪个方位也可。如为外地患者，则可问患者家在当地的哪个方位）	1□	0□
（8）这是什么街道？（如为外地患者，则可问患者家在当地的哪个街道）	1□	0□
（9）这是第几层楼？	1□	0□
（10）这是什么地方？	1□	0□

续表

评价项目	正确	错误
2. 即刻记忆：现在我告诉您三种东西的名称，我说完后请您重复一遍（回答出的词语正确即可，顺序不要求）。		
（1）回答出"皮球"	1□	0□
（2）回答出"国旗"	1□	0□
（3）回答出"树木"	1□	0□
3. 注意力和计算力：现在您算一算，从100中减去7，然后从所得的数算下去，请您将每减一个7后的答案告诉我，直到我说"停"为止［依次减5次，减对几次给几分，如果前面减错，不影响后面评分，例如：$100-7=92$（错，本次不得分），$92-7=85$（对，本次得1分），$85-7=78$（对，本次得1分），$78-7=71$（对，本次得1分），$71-7=65$（错，本次不得分），故本项得3分］。		
（1）$100-7=93$	1□	0□
（2）$93-7=86$	1□	0□
（3）$86-7=79$	1□	0□
（4）$79-7=72$	1□	0□
（5）$72-7=65$	1□	0□
4. 回忆：现在请您说出刚才我让您记住的是哪三种东西？（回答出的词语正确即可，顺序不要求）		
（1）回答出"皮球"	1□	0□
（2）回答出"国旗"	1□	0□
（3）回答出"树木"	1□	0□
5. 命名：请问这是什么？		
（1）回答出"手表"（回答出"表"就算对）	1□	0□
（2）回答出"铅笔"（回答出"笔"就算对）	1□	0□
6. 重复：请您跟我说。		
说出"大家齐心协力拉紧绳"	1□	0□
7. 阅读：请您念一念这句话，并按这句话的意思去做（如患者为文盲，该项评为0分）		

续表

评价项目	正确	错误
请闭上您的眼睛	1□	0□
8. 3步指令：我给您一张纸，请您按我说的去做。		
（1）患者右手拿起纸	1□	0□
（2）患者将纸对折	1□	0□
（3）患者将纸放在左腿上	1□	0□
9. 表达：请您写一个完整的句子（句子要有主语、谓语，能表达一定的意思）（如患者为文盲，该项评分为0分）。		
	1□	0□
10. 绘图：请您照着这个样子把它画下来。		
	1□	0□

（七）卒中后疲劳自评工具

疲劳评定量表（Fatigue Assessment Instrument，FAI）（表7-10）是一种用来评估人们感到疲劳的程度和影响的工具，它主要分为四个部分：疲劳有多严重、疲劳受环境影响有多大、疲劳带来的后果、疲劳对休息和睡眠的反应，量表里有29个问题，每个问题都让你从"完全不同意"到"完全同意"之间打分，分数从1到7，上面的4个部分均通过其所含条目得分的简单相加，然后取其算术平均值，便可得出4个分值。其中，将疲劳有多严重设为因子1。根据你的回答，可以判断你的疲劳程度，即：无疲劳（因子1<4分）、轻度疲劳（4分≤因子1<5分）、中度疲劳（5分≤因子1<6分）和重度疲劳（因子1≥6分）。这个量表帮助医护人员了解你的疲劳状况，以便提供适当的帮助和建议。

表 7-10　疲劳评定量表

问题	1	2	3	4	5	6	7
1. 当我疲劳时，我感到昏昏欲睡							
2. 当我疲劳时，我缺乏耐心							
3. 当我疲劳时，我做事的欲望下降							
4. 当我疲劳时，我集中注意力有困难							
5. 运动使我疲劳							
6. 闷热的环境导致我疲劳							
7. 长时间的懒散使我疲劳							
8. 精神压力导致我疲劳							
9. 情绪低落使我疲劳							
10. 工作使我疲劳							
11. 我的疲劳在下午加重							
12. 我的疲劳在晨起加重							
13. 进行常规的日常活动增加我的疲劳							
14. 休息可减轻我的疲劳							
15. 睡眠减轻我的疲劳							
16. 处于凉快的环境时可减轻我的疲劳							
17. 我比以往容易疲劳							
18. 进行快乐有意义的事情可减轻我的疲劳							
19. 疲劳影响我的体力活动							
20. 疲劳使我的躯体经常出毛病							
21. 疲劳使我不能进行持续性体力活动							
22. 疲劳对我胜任一定的职责与任务有影响							
23. 疲劳先于我的其他症状出现							
24. 疲劳是我最严重的症状							

续表

问题	1	2	3	4	5	6	7
25. 疲劳属于我最严重的三个症状之一							
26. 疲劳影响我的工作、家庭或生活							
27. 疲劳使我的其他症状加重							
28. 我现在所具有的疲劳在性质或严重程度方面与我以前所出现过的疲劳不一样							
29. 我运动后出现的疲劳不容易消失							

（八）进食困难评估工具

微型进食观察表（Minimal Eating Observation Form，MEOF-Ⅱ）（表7-11），MEOF-Ⅱ是应用广泛的脑卒中后进食困难评估工具，包括摄入、吞咽和精力/食欲3个维度，共9个条目。量表采用二分类计分法，0分表示正常，1分表示有困难，总分为0分~9分。MEOF-Ⅱ得分为0分表示患者不存在进食困难，MEOF-Ⅱ≥1分即表示存在进食困难，分值越高，表明合并的进食困难类型越多。

表7-11 微型进食观察表

维度	条目	内容	0	1
摄入	A1	坐的姿势：正常坐姿/吃饭时不需要外界帮助，能够自己保持适当的吃饭姿势	□是	□不是
	A2	获取餐具里的食物（不会把食物溢出，不需要特殊餐具，用双手）	□是	□不是
	A3	从餐具中将食物拿起然后放入口中（不会溢出/掉出，轻易放入口中，不需要特殊餐具）	□是	□不是

续表

维度	条目	内容	0	1
吞咽	B1	口腔内食物的咀嚼控制（能够正常咀嚼，正常的食物形态，嘴中无残留食物）	□是	□不是
	B2	吞咽（不会出现咳嗽，也不需要特别地集中精力应对，吞咽后嘴里没有 1 只有很少的食物残留）	□是	□不是
	B3	因牙齿/口腔或假牙等原因而不能咀嚼	□从不/很少	□有时/常常
精力和食欲	C1	吃掉3/4 以上的食物	□是	□不是
	C2	精力（整个进餐期间没有出现疲乏；有饱腹感后才停止进食）	□是	□不是
	C3	现在的胃口跟以前相比	□增加/正常	□下降

（九）脑卒中特定生存质量量表

脑卒中特定生存质量量表（Stroke - Specific Quality of Life Scale，SS - QOL）（表7 - 12）是专门为脑卒中患者设计的，用来评估他们生活质量的一个工具。这个量表会问到患者在身体活动、心情、社交、家庭和工作等方面的情况。患者要根据自己的实际情况回答，评分从 1 分到 5 分，总分最高 170 分，分数越高表示生活质量越好。医护人员可以用这个量表来全面了解脑卒中患者的生活状况，这个量表也可以用来跟踪治疗效果，观察患者的生活质量有没有提高。

表7 -12 脑卒中特定生存质量量表

1. 这些问题是关于脑卒中对您精力的影响（3 项）：

您觉得最近 1 周以来	完全是这样	基本是这样	不能肯定	基本不是这样	完全不是这样
（1）大多数时间感到疲倦	1	2	3	4	5
（2）白天必须时常休息	1	2	3	4	5

续表

您觉得最近 1 周以来	完全是这样	基本是这样	不能肯定	基本不是这样	完全不是这样
（3）非常疲倦不能从事想干的工作	1	2	3	4	5

2. 这些问题是关于脑卒中对您在家庭中所担角色的影响（3 项）：

您觉得最近 2 周以来	完全是这样	基本是这样	不能肯定	基本不是这样	完全不是这样
（1）不与家人一起进行消遣活动	1	2	3	4	5
（2）是家庭负担	1	2	3	4	5
（3）身体状况影响家庭生活	1	2	3	4	5

3. 这些问题是关于脑卒中对您语言的影响（5 项）：

您觉得最近 2 周以来	完全困难（不能做）	有很大困难	中等困难	有一点困难	完全没有困难
（1）语言是否有困难？比如，停顿、结巴、口吃、吐字不清等	1	2	3	4	5
（2）是否由于说话不清，打电话存在困难？	1	2	3	4	5
（3）他人是否难以理解你的话语？	1	2	3	4	5
（4）是否常常难以找到恰当的词表达意思？	1	2	3	4	5
（5）是否得重复说才能让他人明白你的意思？	1 是这样	2 基本是	3 不肯定	4 基本不是	5 不是

4. 这些问题是关于脑卒中对您的活动能力的影响：（6 项）

您觉得最近 2 周以来	完全困难（不能做）	有很大困难	中等困难	有一点困难	完全没有困难
（1）走路是否有困难？（如是，见问题 4）	1	2	3	4	5

续表

您觉得最近 2 周以来	完全困难（不能做）	有很大困难	中等困难	有一点困难	完全没有困难
（2）俯身或者取物时是否会失去平衡？	1	2	3	4	5
（3）上楼梯是否困难？	1	2	3	4	5
（4）走路或者乘轮椅时，是否不得不时常休息？	1	2	3	4	5
（5）站立是否有困难？	1	2	3	4	5
（6）从椅子上起来是否有困难？	1	2	3	4	5

5. 这些问题是关于脑卒中对您情绪的影响：（5 项）

您觉得最近 2 周以来	完全是这样	基本是这样	不能肯定	基本不是这样	完全不是这样
（1）对前途失望	1	2	3	4	5
（2）对他人、对周围活动没兴趣	1	2	3	4	5
（3）不愿与他人交往	1	2	3	4	5
（4）对自己没有信心	1	2	3	4	5
（5）对食物没兴趣（厌食）	1	2	3	4	5

6. 这些问题是关于脑卒中对您个性的影响：（3 项）

您觉得最近 1 周以来	完全是这样	基本是这样	不能肯定	基本不是这样	完全不是这样
（1）爱发脾气	1	2	3	4	5
（2）对别人没耐心	1	2	3	4	5
（3）性格变了	1	2	3	4	5

7. 这些问题是关于脑卒中对您自理能力的影响：（5 项）

您觉得最近 2 周以来	完全困难（不能做）	有很大困难	中等困难	有一点困难	完全没有困难
（1）吃饭是否有困难	1	2	3	4	5

续表

您觉得最近2周以来	完全困难（不能做）	有很大困难	中等困难	有一点困难	完全没有困难
（2）做饭、比如在切食品或者准备特殊食品时，是否有困难？	1	2	3	4	5
（3）穿衣，比如在穿袜子、穿鞋、解衣扣，或者拉拉链时是否有困难	1	2	3	4	5
（4）洗浴有困难？	1	2	3	4	5
（5）大小便有困难？	1	2	3	4	5

8. 这些问题是关于脑卒中对您的社会角色的影响：（5项）

您觉得最近2周以来	完全是这样	基本是这样	不能肯定	基本不是这样	完全不是这样
（1）想出去，但常常不能出去	1	2	3	4	5
（2）想消遣娱乐，但是不能时间长	1	2	3	4	5
（3）想见朋友，但是常常不能如愿去见	1	2	3	4	5
（4）感情生活不如以前	1	2	3	4	5
（5）身体状况影响了社交	1	2	3	4	5

9. 这些问题是关于脑卒中对您思维的影响：（3项）

您觉得最近2周以来	完全是这样	基本是这样	不能肯定	基本不是这样	完全不是这样
（1）思维很难集中	1	2	3	4	5
（2）记事困难	1	2	3	4	5
（3）把事情写下来才能记住	1	2	3	4	5

（十）生活自理力评估量表

生活自理力评估量表（日常生活活动能力评定 Barthel 指数）

（表7-13）是一种简单的评分工具，用来评估人们在日常生活中自己照顾自己的能力，特别适用于卒中后康复的患者。这个评分包括10项基本的日常生活任务，每项任务根据患者能否自己完成来打分，总分是0~100分。分数越高，说明患者自己照顾自己的能力越强。医护人员用这个分数来了解患者需要多少帮助，需要什么样的帮助。量表的设计和评分标准可能会因地区和临床需求而有所不同，因此建议在使用前参考具体的量表版本和指南。

表7-13　生活自理力评估量表（日常生活活动能力评定 Barthel 指数）

	没有困难（1分）	有困难但仍可以完成（2分）	有困难，需要帮助（3分）	无法完成（4分）
1. 请问您是否因为健康和记忆的原因，自己穿衣服有困难？穿衣服包括从衣橱中拿出衣服，穿上衣服，扣上纽扣，系上腰带				
2. 请问您是否因为健康和记忆的原因，洗澡有困难？				
3. 请问您是否因为健康和记忆的原因，自己吃饭有困难，比如自己夹菜？（定义：当饭菜准备好以后，自己吃饭定义为用餐）				
4. 您起床、下床有没有困难？				
5. 请问您是否因为健康和记忆的原因，上厕所有困难，包括蹲下、站起？				
6. 请问您是否因为健康和记忆的原因，控制大小便有困难？（自己能够使用导尿管或者尿袋算能够控制自理）				

（十一）工具性日常生活活动能力评估量表

工具性日常生活活动能力评估量表（Instrumental Activities of Daily Living，IADL）（表7-14）是一种评估人们在日常生活中处理稍微复杂一些任务的能力的工具。这些任务不像吃饭、穿衣那样基本，而是需要一些额外技能和认知能力的，比如使用电话、管理钱、买东西、做饭等，所有项目的分数相加，总分越高，表示工具性日常生活活动能力差。这个评估帮助了解一个人在社会上能不能独立生活，能不能自己处理好日常琐事。通常，像康复治疗师、社会工作者或护理人员这样的专业人士会来做这个评估。简单来说，IADL 评估就是看看患者在日常生活中能不能自己搞定那些稍微有点挑战的事情。同样，建议在使用前参考具体的量表版本和指南。

表7-14　工具性日常生活活动能力评估量表

	没有困难 （1分）	有困难但仍 可以完成 （2分）	有困难， 需要帮助 （3分）	无法完成 （4分）
1. 请问您是否因为健康和记忆的原因，做家务活的时候有困难？如房屋清洁，洗碗盘，整理被褥和房间摆设				
2. 请问您是否因为健康和记忆的原因，做饭有困难？如准备原材料，做饭菜，端上餐桌				
3. 请问您是否因为健康和记忆的原因，自己去商店买食品杂货有困难？如决定买什么和付钱				
4. 请问您是否因为健康和记忆的原因，拨打电话有困难				
5. 请问您是否因为健康和记忆的原因，自己吃药有困难？比如什么时间吃和吃多少				
6. 请问您是否因为健康和记忆的原因，管钱有困难，比如支付账单、记录支出项目、管理财物				

（邓靖　王金垚　杨秋婷）

参考文献

[1] 安力彬，陆虹. 妇产科护理学［M］. 7 版. 北京：人民卫生出版社，2022.

[2] Valeria Caso，李红燕，朱沂，等. 关于缺血性卒中后女性妊娠以及针对不育、避孕和绝经期进行激素治疗的共识文件［J］. 国际脑血管病杂志，2017，25（8）：677－683.

[3] 中华医学会妇产科学分会绝经学组. 绝经管理与绝经激素治疗中国指南（2018）［J］. 中华妇产科杂志，2018，53（11）：729－739.

[4] 曾小峰，陈耀龙. 2020 中国系统性红斑狼疮诊疗指南［J］. 中华内科杂志，2020，（3）：172－185.

[5] 王拥军，赵性泉，王少石，等. 中国卒中营养标准化管理专家共识［J］. 中国卒中杂志，2020，15（6）：681－689.

[6] 王文志，盖思齐. 脑血管病的一级预防［J］. 中华神经科杂志，2020，53（8）：614－622.

[7] 中华医学会神经病学分会，中华医学会神经病学分会睡眠障碍学组，中华医学会神经病学分会神经心理与行为神经病学学组. 中国成人失眠伴抑郁焦虑诊治专家共识［J］. 中华神经科杂志，2020，53（8）：564－574.

[8] 中华医学会神经病学分会，中华医学会神经病学分会脑血管病学组. 中国颅内静脉血栓形成诊断和治疗指南2019［J］. 中华神经科杂志，2020，53（9）：648－663.

[9] 中华医学会妇产科学分会妊娠期高血压疾病学组. 妊娠期高血压疾病诊治指南（2020）. 中华妇产科杂志，2020，55（4）：227－238.

[10] 周东. 神经病学［M］. 3 版. 北京：高等教育出版社，2021.

[11] 汪凯，董强，郁金泰，等. 卒中后认知障碍管理专家共识2021［J］. 中国卒中杂志，2021，16（4）：376－389.

[12] 中华医学会糖尿病学分会. 中国 2 型糖尿病防治指南（2020 年版）［J］. 中华内分泌代谢杂志，2021，37（4）：311－398.

[13] 中华医学会妇产科学分会产科学组. 妊娠期及产褥期静脉血栓栓塞症预防和诊治专家共识［J］. 中华妇产科杂志，2021，56（4）：236－243.

[14] 中国营养学会. 中国居民膳食指南（2022）［M］. 北京：人民卫生出版社，2022.

[15] 王拥军，李子孝，谷鸿秋，等. 中国卒中报告2020（中文版）［J］. 中国卒中杂志，2022，17（5）：433-447.

[16] 罗雯怡，唐妍敏. 脑卒中后跌倒风险评估及综合干预专家共识［J］. 临床内科杂志，2022，39（1）：63-68.

[17] 中华医学会神经病学分会，中华医学会神经病学分会脑血管病学组，中华医学会神经病学分会神经血管介入协作组. 中国急性缺血性卒中早期血管内介入诊疗指南2022［J］. 中华神经科杂志，2022，55（6）：565-580.

[18] 中华医学会妇产科学分会产科学组，中华医学会围产医学分会，中国妇幼保健协会妊娠合并糖尿病专业委员会. 妊娠期高血糖诊治指南（2022）（1）［J］. 中华妇产科杂志，2022，57：（01）：3-12.

[19] 中华医学会儿科学分会神经学组. 儿童动脉缺血性脑卒中诊疗专家共识［J］. 中华儿科杂志，2022，60（12）：1248-1252.

[20] 王伊龙，陈玮琪，刘欣如，等. 中国脑血管病临床管理指南（第2版）（节选）——第3章脑血管病高危人群管理［J］. 中国卒中杂志，2023，18（8）：898-909.

[21] 霍晓川，高峰. 急性缺血性卒中血管内治疗中国指南2023［J］. 中国卒中杂志，2023，18（6）：684-711.

[22] 范玉华，党超，余剑，等. 中国脑血管病临床管理指南（第2版）（节选）——第7章脑静脉血栓形成临床管理［J］. 中国卒中杂志，2023，18（9）：1030-1035.

[23] 张通，赵军，李雪萍，等. 中国脑血管病临床管理指南（第2版）（节选）——第8章脑血管病康复管理［J］. 中国卒中杂志，2023，18（9）：1036-1048.

[24] 中华医学会妇产科学分会绝经学组. 中国绝经管理与绝经激素治疗指南2023版［J］. 中华妇产科杂志，2023，58（1）：4-21.

[25] 中华医学会神经病学分会，中华医学会神经病学分会脑血管病学组. 中国急性缺血性卒中诊治指南2023［J］. 中华神经科杂志，2024，57：（6）：523-559.

[26] Winstein CJ, Stein J, Arena R, et al. Guidelines for Adult Stroke Rehabilitation and Recovery: A Guideline for Healthcare Professionals From the American Heart Association/ American Stroke Association［J］. Stroke, 2016, 47（6）.

[27] Cameron JI, Chu LM, Matte A, et al. One-Year Outcomes in Caregivers of Critically Ill Patients［J］. N Engl J Med, 2016, 374（19）：1831-1841.

[28] Swartz RH, Cayley ML, Foley N, et al. The Incidence of Pregnancy-related Stroke:

A Systematic Review and Meta - analysis [J]. International Journal of Stroke, 2017, 12 (7): 687 - 697.

[29] Sacco S, Merki - Feld GS, Ægidius KL, et al. Hormonal Contraceptives and Risk of Ischemic Stroke in Women with Migraine: A Consensus Statement From the European Headache Federation (EHF) and the European Society of Contraception and Reproductive Health (ESC) [J]. J Headache Pain, 2017, 18 (1): 108.

[30] Matthews KA, El Khoudary SR, Brooks MM, et al. Lipid Changes Around the Final Menstrual Period Predict Carotid Subclinical Disease in Postmenopausal Women [J]. Stroke, 2017, 48 (1): 70 - 76.

[31] Yoshida K, Takahashi JC, Takenobu Y , et al. Strokes Associated with Pregnancy and Puerperium: A Nationwide Study By The Japan Stroke Society [J]. Stroke, 2017, 48 (2): 276 - 282.

[32] Caso V, Falorni A, Bushnell CD, et al. Pregnancy, Hormonal Treatments for Infertility, Contraception, and Menopause in Women After Ischemic Stroke: A Consensus Document [J]. Stroke, 2017; 48 (2): 501 - 506.

[33] Løkkegaard E, Nielsen LH, Keiding N. Risk of Stroke With Various Types of Menopausal Hormone Therapies: A National Cohort Study [J]. Stroke, 2017, 48 (8): 2266 - 2269.

[34] Poorthuis MH, Algra AM, Algra A, et al. Female and Male - specific Risk Factors for Stroke: A Systematic Review and Meta - analysis [J]. JAMA Neurology, 2017, 74 (1): 75 - 81.

[35] Wang W, Jiang B, Sun H, et al. Prevalence, Incidence, and Mortality of Stroke in China: Results From a Nationwide Population - based Survey of 480 687 Adults [J]. Circulation, 2017, 135 (8): 759 - 771.

[36] Ekker MS, Boot EM, Singhal AB, et al. Epidemiology, Aetiology, and Management of Ischaemic Stroke in Young Adults [J]. Lancet Neurol, 2018, 17 (9): 790 - 801.

[37] Jacobson LT, Hade EM, Collins TC, et al. Breastfeeding History and Risk of Stroke Among Parous Postmenopausal Women in the Women's Health Initiative [J]. J Am Heart Assoc, 2018, 7 (17): e008739.

[38] Swartz RH, Ladhani NNN, Foley N, et al. Canadian Stroke Best Practice Consensus Statement: Secondary Stroke Prevention During Pregnancy [J]. Int J Stroke, 2018, 13 (4): 406 - 419.

[39] Ladhani NNN, Swartz RH, Foley N, et al. Canadian Stroke Best Practice Consensus Statement: Acute Stroke Management during pregnancy [J]. Int J Stroke, 2018, 13

(7)：743 - 758.

[40] Ekker MS, Boot EM, Singhal AB, et al. Epidemiology, Aetiology, and Management of Ischaemic Stroke in Young Adults [J]. Lancet Neurol, 2018, 17 (9)：790 - 801.

[41] Xie T, Poletti PA, Platon A, et al. Assessment of CT Dose to The Fetus and Pregnant Female Patient Using Patient - specific Computational Models [J]. European Radiology, 2018; 28 (3)：1054 - 1065.

[42] Van Alebeek ME, De Vrijer M, Arntz RM, et al. Increased Risk of Pregnancy Complications After Stroke：The Future Study (Follow - up of Transient Ischemic Attack and Stroke Patients and Unelucidated Risk Factor Evaluation) [J]. Stroke, 2018, 49 (4)：877 - 883.

[43] West BH, Noureddin N, Mamzhi Y, et al. Frequency of Patent Foramen Ovale and Migraine in Patients With Cryptogenic Stroke [J]. Stroke, 2018, 49 (5)：1123 - 1128.

[44] Hayes SN, Kim ESH, Saw J, et al. Spontaneous Coronary Artery Dissection：Current State of the Science：A Scientific Statement From the American Heart Association [J]. Circulation, 2018, 137 (19)：e523 - e557.

[45] Millett ERC, Peters SAE, Woodward M. Sex Differences in Risk Factors For Myocardial Infarction：Cohort Study of UK Biobank Participants [J]. BMJ, 2018, 363：k4247.

[46] Albers GW, Marks MP, Kemp S, et al. Thrombectomy for Stroke at 6 to 16 Hours With Selection by Perfusion Imaging [J]. N Engl J Med, 2018, 378 (8)：708 - 718.

[47] Zhu D, Chung HF, Dobson AJ, et al. Age at Natural Menopause and Risk of Incident Cardiovascular Disease：A Pooled Analysis of Individual Patient Data [J]. Lancet Public Health, 2019, 4 (11)：e553 - e564.

[48] Medley TL, Miteff C, Andrews I, et al. Australian Clinical Consensus Guideline：The Diagnosis and Acute Management of Childhood Stroke [J]. Int J Stroke, 2019, 14：94 - 106.

[49] Schwartz N, Stock AD, Putterman C. Neuropsychiatric Lupus：New Mechanistic Insights and Future Treatment Directions [J]. Nat Rev Rheumatol, 2019, 15 (3)：137 - 152.

[50] Seiffge DJ, Werring DJ, Paciaroni M, et al. Timing of Anticoagulation After Recent Ischaemic Stroke in Patients With Atrial Fibrillation [J]. Lancet Neurol, 2019, 18 (1)：117 - 126.

[51] Nguyen S, Wong D, McKay A, et al. Cognitive Behavioural Therapy for Post – stroke Fatigue and Sleep Disturbance: A Pilot Randomised Controlled Trial with Blind Assessment [J]. Neuropsychol Rehabil, 2019, 29 (5): 723 – 738.

[52] Donahue MJ, Dlamini N, Bhatia A, et al. Neuroimaging Advances in Pediatric Stroke [J]. Stroke, 2019, 50 (2): 240 – 248.

[53] Ferriero DM, Fullerton HJ, Bernard TJ, et al. Management of Stroke in Neonates and Children: A Scientific Statement From the American Heart Association/American Stroke Association [J]. Stroke, 2019, 50 (3): e51 – e96.

[54] Phan HT, Blizzard CL, Reeves MJ, et al. Sex Differences in Long – term Quality of Life Among Survivors After Stroke in the INSTRUCT [J]. Stroke, 2019, 50 (9): 2299 – 2306.

[55] Cramer SC, Dodakian L, Le V, et al. Efficacy of Home – Based Telerehabilitation vs In – Clinic Therapy for Adults After Stroke: A Randomized Clinical Trial [J]. JAMA Neurol, 2019, 76 (9): 1079 – 1087.

[56] Lo JW, Crawford JD, Desmond DW, et al. Profile of And Risk Factors for Poststroke Cognitive Impairment in Diverse Ethnoregional Groups [J]. Neurology, 2019, 93 (24): e2257 – e2271.

[57]. Wright AK, Kontopantelis E, Emsley R, et al. Cardiovascular Risk and Risk Factor Management in Type 2 Diabetes Mellitus: A Population – Based Cohort Study Assessing Sex Disparities [J]. Circulation, 2019, 139 (24): 2742 – 2753.

[58] Ko SH, Kim HS. Menopause – Associated Lipid Metabolic Disorders and Foods Beneficial for Postmenopausal Women [J]. Nutrients, 2020, 12 (1): 202.

[59] Lanctôt KL, Lindsay MP, Smith EE, et al. Canadian Stroke Best Practice Recommendations: Mood, Cognition and Fatigue Following Stroke, 6th Edition Update 2019 [J]. Int J Stroke, 2020; 15 (6): 668 – 688.

[60] Thrane G, Sunnerhagen KS, Murphy MA. Upper Limb Kinematics During the First Year After Stroke: the Stroke Arm Longitudinal Study at the University of Gothenburg (SALGOT) [J]. J Neuroeng Rehabil, 2020, 17 (1): 76.

[61] De Cock E, Batens K, Hemelsoet D, et al. Dysphagia, Dysarthria and Aphasia Following a First Acute Ischaemic Stroke: Incidence and Associated Factors [J]. Eur J Neurol, 2020, 27 (10): 2014 – 2021.

[62] Sun LR, Harrar D, Drocton G, et al. Mechanical Thrombectomy for Acute Ischemic Stroke: Considerations in Children [J]. Stroke, 2020, 51 (10): 3174 – 3181.

[63] Cho L, Davis M, Elgendy I, et al. Summary of Updated Recommendations for Primary

Prevention of Cardiovascular Disease in Women: JACC State - of - the - Art Review [J]. J Am Coll Cardiol, 2020, 75 (20): 2602 -2618.

[64] Sporns PB, Sträter R, Minnerup J, et al. Feasibility, Safety, and Outcome of Endovascular Recanalization in Childhood Stroke: The Save ChildS Study [J]. JAMA Neurol, 2020, 77 (1): 25 -34.

[65] Felling RJ, Rafay MF, Bernard TJ, et al. Predicting Recovery and Outcome after Pediatric Stroke: Results from the International Pediatric Stroke Study [J]. Ann Neurol, 2020, 87 (6): 840 -852.

[66] Goeggel Simonetti B, Rafay MF, Chung M, et al. Comparative Study of Posterior and Anterior Circulation Stroke in Childhood: Results From the International Pediatric Stroke Study [J]. Neurology, 2020, 94: e337 - e344.

[67] Rambaud T, Legris N, Bejot Y, et al. Acute Ischemic Stroke in Adolescents [J]. Neurology, 2020, 94 (2): e158 - e169.

[68] Peters S A E, Carcel C, Millett E R C, et al. Sex Differences in The Association Between Major Risk Factors and The Risk of Stroke in The UK Biobank Cohort Study [J]. Neurology, 2020, 95 (20): e2715 - e2726.

[69] Miller EC, Leffert L. Stroke in Pregnancy: A Focused Update [J]. Anesth Analg, 2020, 130 (4): 1085 -1096.

[70] Chung MK, Eckhardt LL, Chen LY, et al. Lifestyle and Risk Factor Modification for Reduction of Atrial Fibrillation: A Scientific Statement From the American Heart Association [J]. Circulation, 2020, 141 (16): e750 - e772.

[71] Branyan TE, Sohrabji F. Sex Differences in Stroke Co - morbidities [J]. Exp Neurol, 2020, 332: 113384.

[72] Kim ESH. Spontaneous Coronary - Artery Dissection [J]. N Engl J Med, 2020, 383: 2358 -2370.

[73] Mauvais - Jarvis F, Merz NB, Barnes PJ, et al. Sex and Gender: Modifiers of Health, Disease, and Medicine [J]. The Lancet, 2020, 396 (10250): 565 -582.

[74] Sporns PB, Fullerton HJ, Lee S, et al. Current Treatment For Childhood Arterial Ischaemic Stroke [J]. Lancet Child Adolesc Health, 2021, 5 (11): 825 -836.

[75] Dziewas R, Michou E, Trapl - Grundschober M, et al. European Stroke Organisation and European Society for Swallowing Disorders Guideline for The Diagnosis and Treatment of Post - stroke Dysphagia [J]. Eur Stroke J, 2021, 6 (3): LXXXIX - CXV.

[76] Greenham M, Knight S, RoddaPhD J, et al. Australian Clinical Consensus Guideline

for The Subacute Rehabilitation of Childhood Stroke [J]. Int J Stroke, 2021, 16 (3): 311 – 320.

[77] Daly MB, Pal T, Berry MP, et al. Genetic/Familial High – risk Assessment: Breast, Ovarian, and Pancreatic, Version 2. 2021, NCCN Clinical Practice Guidelines in Oncology [J]. Journal of the Nationall Comprehensive Cancer Network: JNCCN, 2021, 19 (1): 77 – 102.

[78] Feigin VL, Stark BA, Johnson CO, et al. Global, Regional, and National Burden of Stroke and Its Risk Factors, 1990 – 2019: A Systematic Analysis For The Global Burden of Disease Study 2019 [J]. Lancet Neurology, 2021, 20 (10): 795 – 820.

[79] Maas A, Rosano G, Cifkova R, et al. Cardiovascular Health After Menopause Transition, Pregnancy Disorders, and Other Gynaecologic Conditions: A Consensus Document From European Cardiologists, Gynaecologists, and Endocrinologists [J]. Eur Heart J, 2021, 42 (10): 967 – 984.

[80] Visseren FLJ, Mach F, Smulders YM, et al. 2021 ESC Guidelines on Cardiovascular Disease Prevention in Clinical Practice [J]. Eur Heart J, 2021, 42 (34): 3227 – 3337.

[81] Kapral MK, Bushnell C. Stroke In Women [J]. Stroke, 2021, 52 (2): 726 – 728.

[82] Martinez – Majander N, Artto V, Ylikotila P, et al. Association Between Migraine and Cryptogenic Ischemic Stroke in Young Adults [J]. Ann Neurol, 2021, 89 (2): 242 – 253.

[83] Lu X, Niu X, Shen C, et al. Development and Validation of a Polygenic Risk Score for Stroke in the Chinese Population [J]. Neurology, 2021, 97 (6): e619 – e628.

[84] Karthikeyan G. Stroke Risk in Rheumatic Heart Disease [J]. Heart, 2021, 107 (9): 694 – 696.

[85] Dinehart E, Leon Guerrero C, Pham A, et al. Extending the Window for Thrombolysis for Treatment of Acute Ischaemic Stroke During Pregnancy: A Review [J]. BJOG, 2021, 128 (3): 516 – 520.

[86] Camilleri M. Gastrointestinal Motility Disorders in Neurologic Disease [J]. J Clin Invest, 2021, 131 (4): e143771.

[87] Haggerty DK, Flaws JA, Li Z, et al. Phthalate Exposures and One – Year Change in Body Mass Index Across the Menopausal Transition [J]. Environ Res, 2021, 194: 110598.

[88] Sewell K, Tse T, Donnan GA, et al. Screening for Post – stroke Depression: Who, When and How? [J]. Med J Aust, 2021, 215 (7): 305 – 307.

［89］ Kremer C, Gdovinova Z, Bejot Y, et al. European Stroke Organisation Guidelines on Stroke in Women: Management of Menopause, Pregnancy and Postpartum ［J］. Eur Stroke J, 2022, 7 (2): I - XIX.

［90］ Sporns PB, Fullerton HJ, Lee S, et al. Childhood Stroke ［J］. Nat Rev Dis Primers, 2022, 8 (1): 12.

［91］ Tschiderer L, Seekircher L, Kunutsor SK, et al. Breastfeeding Is Associated With a Reduced Maternal Cardiovascular Risk: Systematic Review and Meta - Analysis Involving Data From 8 Studies and 1 192, 700 Parous Women ［J］. J Am Heart Assoc, 2022, 11 (2): e022746.

［92］ Lambrinoudaki I, Paschou SA, Armeni E, et al. The Interplay Between Diabetes Mellitus and Menopause: Clinical Implications ［J］. Nat Rev Endocrinol, 2022, 18 (10): 608 - 622.

［93］ Clayton GL, Soares AG, Kilpi F, et al. Cardiovascular Health in The Menopause Transition: A Longitudinal Study of Up To 3 892 Women With Up To Four Repeated Measures of Risk Factors ［J］. BMC Med, 2022, 20 (1): 299.

［94］ Lopez - de - Andres A, Jimenez - Garcia R, Hernández - Barrera V, et al. Sex - related Disparities in The Incidence and Outcomes of Infective Endocarditis According to Type 2 Diabetes Mellitus Status in Spain, 2016 - 2020 ［J］. Cardiovasc Diabetol, 2022, 21 (1): 198.

［95］ Bohbot Y, Habib G, Laroche C, et al. Characteristics, Management, and Outcomes of Patients With Left - sided Infective Endocarditis Complicated by Heart Failure: a Substudy of the ESC - EORP EURO - ENDO (European infective endocarditis) Registry ［J］. Eur J Heart Fail, 2022, 24 (7): 1253 - 1265.

［96］ Vigneswaran K, Hamoda H. Hormone Replacement Therapy - Current Recommendations ［J］. Best Pract Res Clin Obstet Gynaecol, 2022, 81: 8 - 21.

［97］ Dicpinigaitis AJ, Gandhi CD, Pisapia J, et al. Endovascular Thrombectomy for Pediatric Acute Ischemic Stroke ［J］. Stroke, 2022, 53 (5): 1530 - 1539.

［98］ Xu M, Amarilla Vallejo A, Cantalapiedra Calvete C, et al. Stroke Outcomes in Women: A Population - based Cohort Study ［J］. Stroke, 2022, 53 (10): 3072 - 3081.

［99］ Bhatia KD, Briest R, Goetti R, et al. Incidence and Natural History of Pediatric Large Vessel Occlusion Stroke: A Population Study ［J］. JAMA Neurol, 2022, 79 (5): 488 - 497.

［100］ Coughlin SS, Datta B, Guha A, et al. Cardiovascular Conditions and Obesity Among

Gynecologic Cancer Survivors: Results From the 2020 Behavioral Risk Factor Surveillance System Survey [J]. Gynecologic Oncology, 2022, 165 (3): 405 -409.

[101] Mastrangelo M, Giordo L, Ricciardi G, et al. Acute Ischemic Stroke in Childhood: A Comprehensive Review [J]. Eur J Pediatr, 2022, 181 (1): 45 -58.

[102] Walli - Attaei M, Rosengren A, Rangarajan S, et al. Metabolic, Behavioural, and Psychosocial Risk Factors and Cardiovascular Disease in Women Compared with Men in 21 High - income, Middle - income, and Low - income Countries: An Analysis of the PURE Study [J]. Lancet, 2022, 400 (10355): 811 -821.

[103] Béjot Y, Olié V, Lailler G, et al. Comparison of Stroke Recurrence, Cardiovascular Events, and Death Among Patients with Pregnancy - associated vs Non - pregnancy - associated Stroke [J]. Jama Netw Open, 2023, 6 (6): e2315235.

[104] Manganaro L, Capuani S, Gennarini M, et al. Fetal MRI: What's New? A Short Review [J]. European Radiology Experimental, 2023; 7 (1): 41.

[105] Sun LR, Lynch JK. Advances in the Diagnosis and Treatment of Pediatric Arterial Ischemic Stroke [J]. Neurotherapeutics, 2023, 20 (3): 633 -654.

[106] Sun J, Qiao Y, Zhao M, et al. Global, Regional, and National Burden of Cardiovascular Diseases in Youths and Young Adults Aged 15 - 39 Years in 204 Countries/Territories, 1990 - 2019: A Systematic Analysis of Global Burden of Disease Study 2019 [J]. BMC Medicine, 2023, 21 (1): 222.

[107] Lam Ching W, Li HJ, Guo J, et al. Acupuncture for Post - stroke Depression: A Systematic Review and Network Meta - analysis [J]. BMC Psychiatry, 2023, 23 (1): 314.

[108] Yoon CW, Bushnell CD. Stroke in Women: A Review Focused on Epidemiology, Risk Factors, and Outcomes [J]. Journal of Stroke, 2023, 25 (1): 2 -15.

[109] Lip GYH, Proietti M, Potpara T, et al. Atrial Fibrillation and Stroke Prevention: 25 Years of Research at EP Europace Journal [J]. Europace, 2023, 25 (9): euad226.

[110] Galimzhanov A, Istanbuly S, Tun HN, et al. Cardiovascular Outcomes in Breast Cancer Survivors: A Systematic Review and Meta - Analysis [J]. European Journal of Preventive Cardiology, 2023, 30 (18): 2018 -2031.

[111] Mancia G, Kreutz R, Brunström M, et al. 2023 ESH Guidelines for The Management of Arterial Hypertension The Task Force For The Management of Arterial Hypertension of The European Society of Hypertension: Endorsed by The International Society of

Hypertension (ISH) and the European Renal Association (ERA) [J]. J Hypertens, 2023, 41 (12): 1874 - 2071.

[112] Qu S, Liu H, Xie T, et al. Patient - specific Fetal Radiation Dosimetry for Pregnant Patients Undergoing Abdominal and Pelvic CT Imaging [J]. Medical Physics, 2023, 50 (6): 3801 - 3815.

[113] Sotardi ST, Alves CAPF, Serai SD, et al. Magnetic Resonance Imaging Protocols in Pediatric Stroke [J]. Pediatr Radiol, 2023, 53 (7): 1324 - 1335.

[114] Bhatia KD, Chowdhury S, Andrews I, et al. Association Between Thrombectomy and Functional Outcomes in Pediatric Patients With Acute Ischemic Stroke From Large Vessel Occlusion [J]. JAMA Neurol, 2023, 80 (9): 910 - 918.

[115] Smyth A, O'Donnell M, Rangarajan S, et al. Alcohol Intake as a Risk Factor for Acute Stroke: The INTERSTROKE Study [J]. Neurology, 2023, 100 (2): e142 - e153.

[116] Hou L, Li S, Zhu S, et al. Lifetime Cumulative Effect of Reproductive Factors on Stroke and Its Subtypes in Postmenopausal Chinese Women: A Prospective Cohort Study [J]. Neurology, 2023, 100 (15): e1574 - e1586.

[117] Murphy RP, Reddin C, Rosengren A, et al. Depressive Symptoms and Risk of Acute Stroke: INTERSTROKE Case - Control Study [J]. Neurology, 2023, 100 (17): e1787 - e1798.

[118] Sawadogo W, Adera T, Alattar M, et al. Association Between Insomnia Symptoms and Trajectory With the Risk of Stroke in the Health and Retirement Study [J]. Neurology. 2023, 101 (5): e475 - e488.

[119] General Management Considerations Prior to, during, and after Pregnancy in a Woman with Stroke//Canadian Stroke Best Practices [EB/OL]. https://www. Stroke best practices. ca/ recommendations/prevention - of - recurrent - stroke - in - pregnancy/part - one - section - one/.

[120] Li B, Deng S, Zhuo B, et al. Effect of Acupuncture vs Sham Acupuncture on Patients With Poststroke Motor Aphasia: A Randomized Clinical Trial [J]. JAMA Netw Open, 2024, 7 (1): e2352580.

[121] Verma A, Malhotra A, Ranjan P, et al. A Comprehensive Evaluation of Predictors of Obesity in Women During the Perimenopausal Period: A Systematic Review and Narrative Synthesis [J]. Diabetes Metab Syndr, 2024, 18 (1): 102933.

[122] Mehta JM, Manson JE. The Menopausal Transition Period and Cardiovascular Risk [J]. Nat Rev Cardiol, 2024, 21 (3): 203 - 211.

[123] American Diabetes Association Profressional Practice Committe. Summary of Revisions: Standards of Care in Diabetes – 2024 [J]. Diabetes Care, 2024, 47 (Supplement_ 1): S5 – S10.

[124] Sen S, Logue L, Logue M, et al. Dental Caries, Race and Incident Ischemic Stroke, Coronary Heart Disease, and Death [J]. Stroke, 2024, 55 (1): 40 – 49.

[125] Bushnell C. Stroke in Women: Research Accomplishments and Remaining Gaps [J]. Stroke, 2024, 55 (2): 467 – 470.

[126] Saposnik G, Bushnell C, Coutinho JM, et al. Diagnosis and Management of Cerebral Venous Thrombosis: A Scientific Statement From the American Heart Association [J]. Stroke, 2024, 55 (3): e77 – e90.

[127] Gorski JK, Mithal DS, Mills MG, et al. Factors Associated with Pathway – Concordant Neuroimaging for Pediatric Ischemic Stroke [J]. The Journal of Pediatrics, 2024, 268: 113905.

[128] Whiteley AE, Ma D, Wang L, et al. Breast Cancer Exploits Neural Signaling Pathways for Bone – to – meninges Metastasis [J]. Science, 2024, 384 (6702): eadh5548.